アロマセラピーで痛みとかゆみは治せる

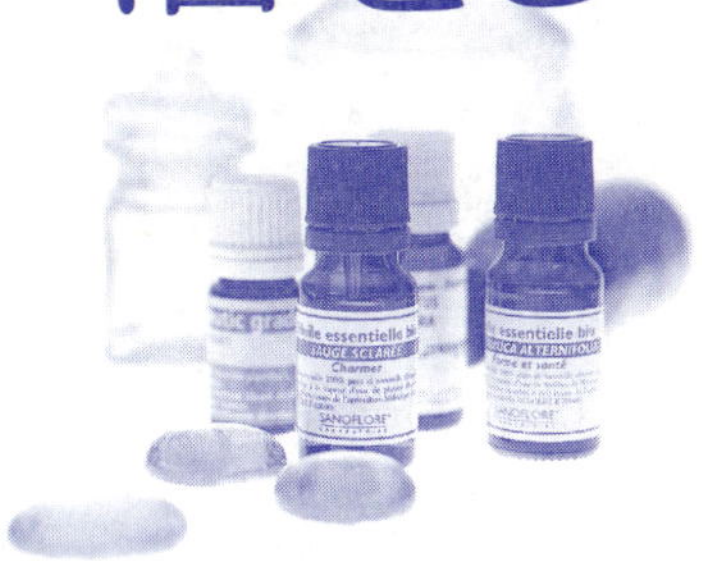

川端一永
カワバタクリニック院長

田水智子
池田回生病院皮膚科医師

吉井友季子
吉井クリニック院長

協力：日本アロマセラピー学会

頭痛、肩こり、腰痛、ひざ痛、
アトピー性皮膚炎、ニキビ、水虫、
更年期障害に効く
医師実践の最新処方を公開!

ビタミン文庫
マキノ出版

ウィンターグリーン
(ツツジ科)●●

①ネパール②葉③サリチル酸メチル98%④抗炎症・鎮痛作用⑤五十肩、腰痛、変形性膝関節症、月経前緊張症

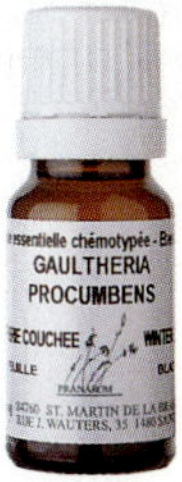

イランイラン
(バンレイシ科)●●

①マダガスカル②花③リナロール45%、酢酸ベンジル25%、P－クレゾールメチルエーテル16%④鎮静・ホルモン調整・血圧降下作用⑤頭痛、更年期障害、高血圧

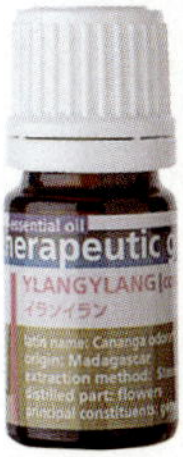

痛み・かゆみ・イライラに有効な精油と成分

本書で取り上げた痛み、皮膚病、女性の病気、生活習慣病に効く主な精油を26種紹介します。それぞれ①原産地、②抽出部位、③主要芳香成分、④効能、⑤対応疾患を表しています。有効な症状は痛み●、皮膚病●、女性の病気●、生活習慣病●で示しています。あなたが必要とする精油が一目でわかります。

シトロネラ
(イネ科)●

①ベトナム②葉（乾）③ゲラニオール55%、シトロネラル15%④消炎作用⑤五十肩

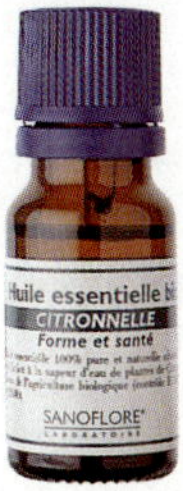

サイプレス
(ヒノキ科)●●●

①フランス②葉、球果③α-ピネン40%、σ-カレン25%④収れん、殺菌、消臭作用⑤腰部脊椎管狭窄症、下肢静脈瘤、座骨神経痛、更年期障害、月経前緊張症、カゼ、肥満

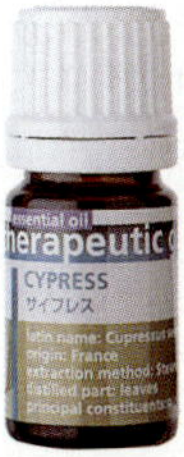

クラリセージ
(シソ科)●

①フランス②花、葉③酢酸リナリル70%、リナロール20%④鎮静・抗けいれん・ホルモン調整作用⑤更年期障害、月経困難症、月経前緊張症

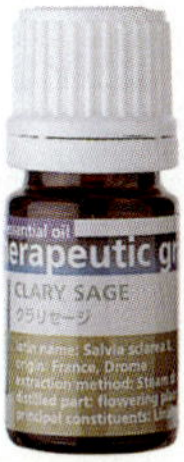

スイートオレンジ
(ミカン科)●●

①イタリア②果皮③リモネン80%④消化促進・抗うつ・空気殺菌・体力増強作用⑤頭痛、更年期障害

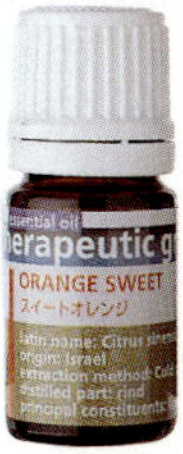

ジュニパー
(ヒノキ科)●●●

①フランス②実③α-ピネン30%、サビネン25%④利尿・抗菌・鎮痛・抗リウマチ作用⑤変形性膝関節症、下肢静脈瘤、月経前緊張症、痛風

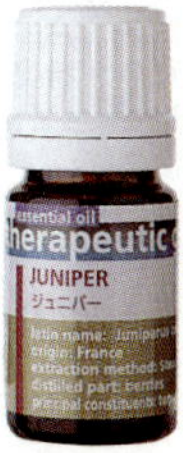

ジャーマンカモミール
(キク科)●

①フランス②花③ビザボールオキサイド40%、カマズレン35%、α-ビザボロール20%④抗アレルギー・消炎作用⑤アトピー性皮膚炎、じんましん、虫刺され

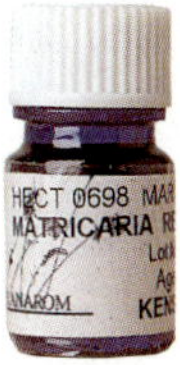

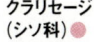

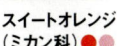

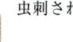

ゼラニウム
(フロウソウ科)

①モロッコ②種子③シトロネロール40%、ゲラニオール20%、リナロール10%、シトロネリファーミエート10%④抗真菌・ホルモン調整・血圧降下作用⑤水虫、わきが、イボ乾燥肌、更年期障害、カンジダ膣炎、糖尿病、高血圧

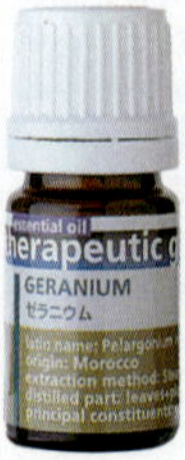

スパイクラベンダー
(シソ科)

①スペイン②花③リナロール35%、1,8-シネオール20%、カンファー15%④殺菌作用⑤頭痛、腰痛、虫刺され、カゼ

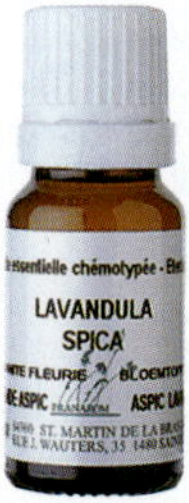

スターアニス
(モクレン科)

①ベトナム②種子③トランスアネトール85%④抗けいれん・女性ホルモン様作用⑤更年期障害、月経困難症

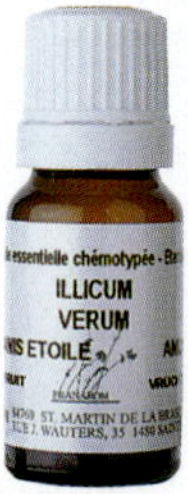

バジル
(シソ科)

①ベトナム②花、茎③メチルカビコール25%、シネオール10%、リナロール10%④鎮痛・抗けいれん・殺菌作用⑤頭痛、変形性膝関節症、座骨神経痛、更年期障害、月経困難症、カゼ、痛風

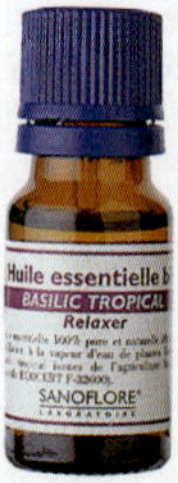

ネロリ
(ミカン科)

①チュニジア、イタリア②ビターオレンジの花③リナロール30%、リモネン15%、β-ピネン15%④抗菌・抗うつ作用⑤更年期障害

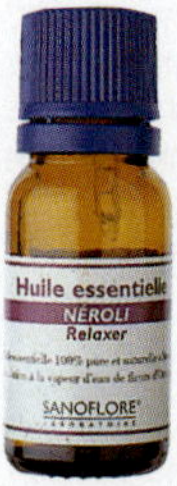

ティートリー
(フトモモ科)

①オーストラリア②葉③テルピネン4-オール45%、γ-テルピネン15%④殺菌・抗真菌・抗炎症・免疫力増強作用⑤帯状疱疹、アトピー性皮膚炎、ニキビ、水虫、わきが、イボ、カンジダ膣炎、カゼ、歯肉炎

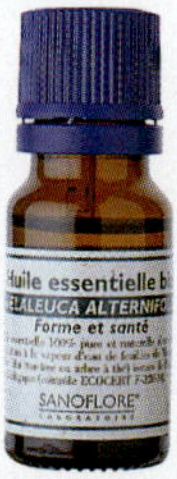

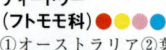

ヘリクリサム
(キク科)

①フランス②茎③酢酸ネリル75%、β-ジオン15%、プロピル酸ネリル10%④抗けいれん・鎮静・血液凝固作用⑤変形性膝関節症、下肢静脈瘤、更年期障害

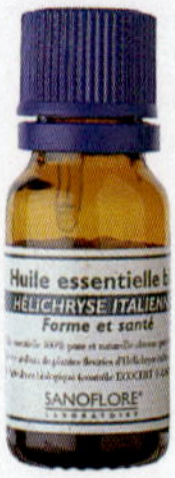

ペパーミント
(シソ科)

①フランス②花、葉③メントール40%、メントン20%④殺菌・鎮痛・表面麻酔作用⑤頭痛、五十肩、変形性膝関節症、帯状疱疹、肋間神経痛、ニキビ、円形脱毛症、わきが、虫刺され、更年期障害、月経前緊張症、歯肉炎

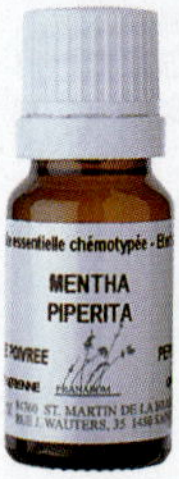

ブラックスプルース
(マツ科)

①カナダ②針葉③β-ピネン25%、カンフェン10%④ステロイドホルモン様・強壮・殺菌作用⑤アトピー性皮膚炎、ニキビ

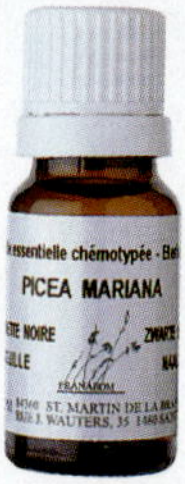

ラバンサラアロマティカ
(クスノキ科)

①マダガスカル②葉③1,8-シネオール50%、α-ピネン10%、β-ピネン10%④消炎・抗真菌・殺菌・鎮痛・鎮静・去痰作用⑤帯状疱疹、ニキビ、水虫、イボ

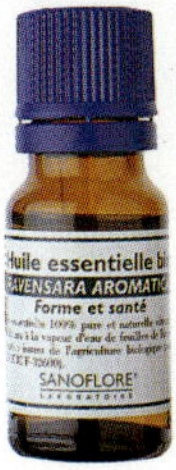

ヨーロッパアカマツ
(マツ科)

①フランス②葉③α-ピネン48%、β-ピネン17%④抗炎症・ステロイドホルモン様作用⑤頭痛、五十肩、アトピー性皮膚炎、更年期障害、糖尿病

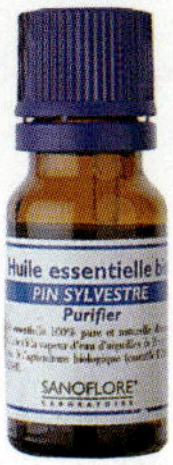

ユーカリラジアタ
(フトモモ科)

①オーストラリア②葉③1,8-シネオール70%、α-ピネン10%、リモネン10%、α-テルピネオール10%④去痰・殺菌・抗ウイルス作用⑤カゼ、インフルエンザ

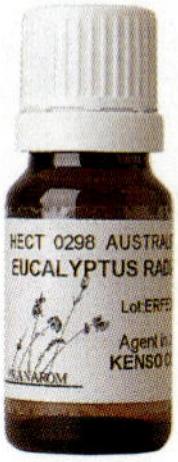

レモンユーカリ
(フトモモ科)

①中国②葉③シトロネラル50%、酢酸シトロネリル15%④抗炎症・鎮静・鎮痛・抗リウマチ作用⑤五十肩、帯状疱疹、肋間神経痛

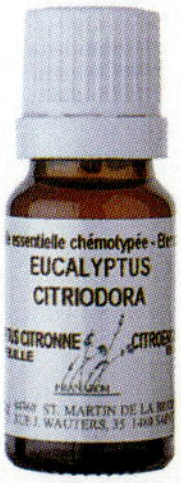

レモン
(ミカン科)

①イタリア②果皮③リモネン70%、β-ピネン10%④血行促進・血流増加・殺菌・免疫亢進・収れん作用⑤腰痛、変形性膝関節症、腰部脊椎管狭窄症、下肢静脈瘤、円形脱毛症、イボ、更年期障害、月経前緊張症、カゼ、痛風

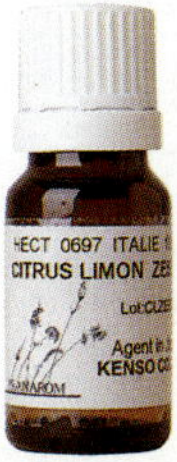

ラベンダー
(真正)(シソ科)

①フランス②花③酢酸リナリル48%、リナロール40%④鎮静・抗けいれん・殺菌作用⑤頭痛、帯状疱疹、アトピー性皮膚炎、ニキビ、じんましん、乾燥肌、更年期障害、糖尿病

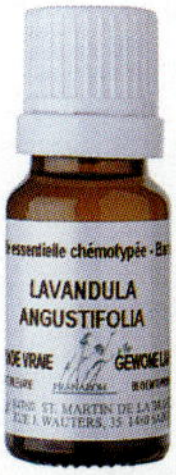

ローマンカモミール
(キク科)

①フランス②花③プロピルアンジェレイト10%、ブチルアンジェレイト10%④鎮静・抗けいれん作用⑤肋間神経痛、アトピー性皮膚炎、ニキビ、じんましん

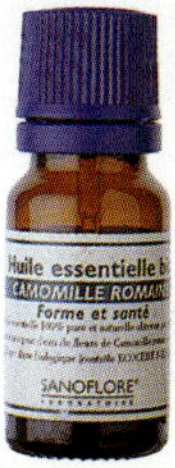

ローズマリーカンファー
(シソ科)

①ポルトガル②葉③α-ピネン20%、カンファー15%、1,8-シネオール18%④血行促進・神経高揚作用⑤座骨神経痛、円形脱毛症、更年期障害、肥満

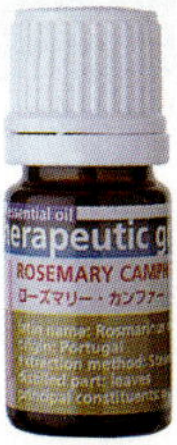

ローズウッド
(クスノキ科)

①ブラジル②木③リナロール98%④抗菌・抗ウイルス・鎮静・抗炎症・抗アレルギー作用⑤乾燥肌

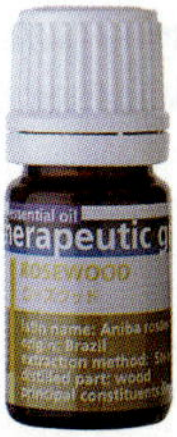

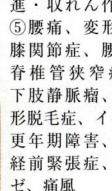

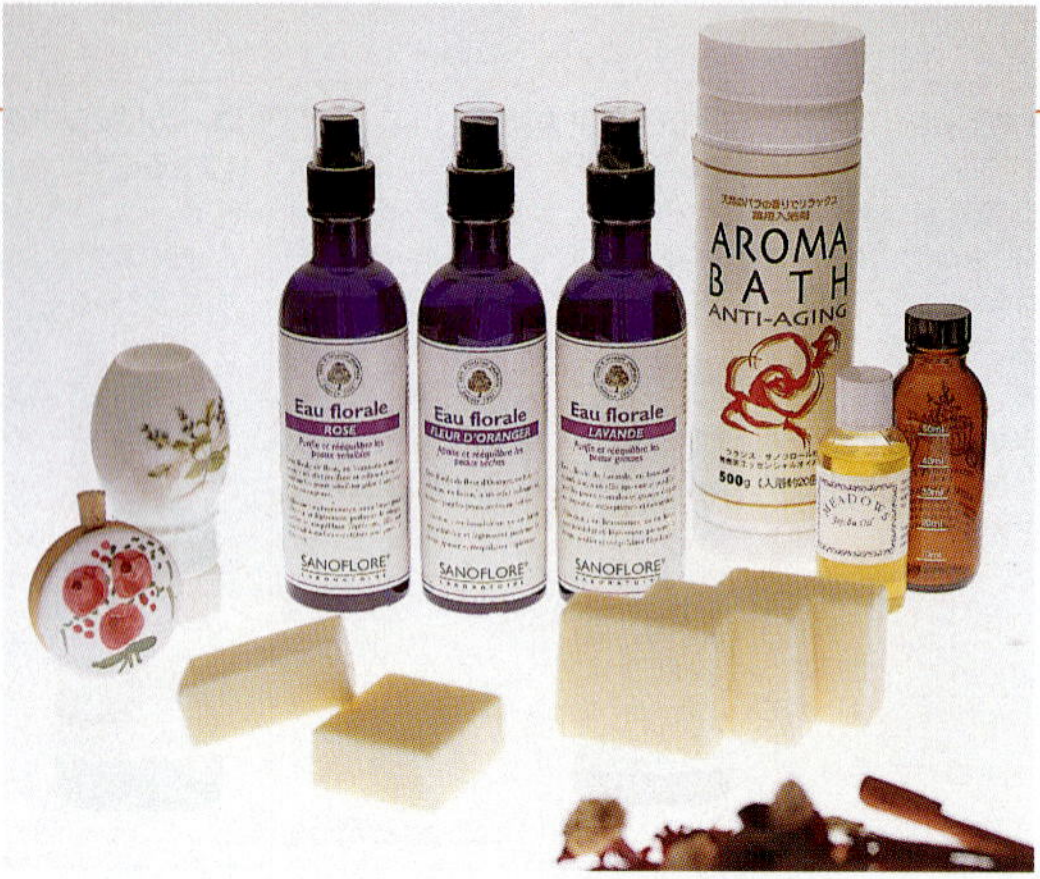

アロマセラピー関連グッズ

(左から) 素焼きのディフューザー・アロマライト・フローラルウォーター (ローズ・オレンジフラワー・ラベンダー) ・入浴剤・ホホバオイル・希釈ボトル (参考商品) ・ (前列) 真正ラベンダー、ローマンカモミール、ティートリー配合のアロマソープ

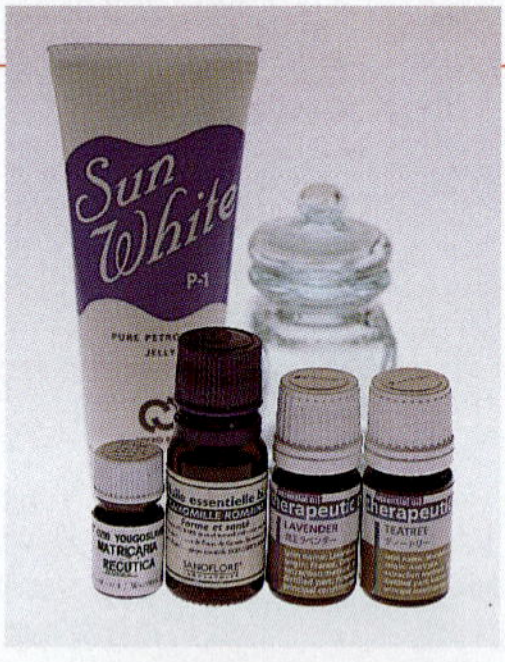

アトピー性皮膚炎に効く
アロマ軟膏の材料一式

(後列左から) 白色ワセリン (サンホワイトP-1) ・ガラス容器 (参考商品) (前列左から) ジャーマンカモミール・ローマンカモミール・真正ラベンダー・ティートリー

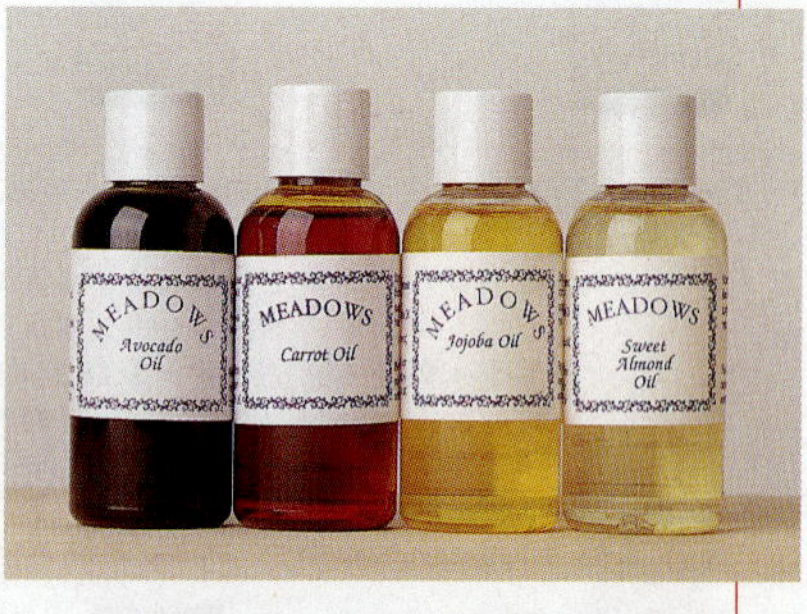

主なキャリアオイル4種

(左から) アボカドオイル、キャロットオイル、ホホバオイル、スイートアーモンドオイル

※このページで紹介した製品や精油の入手法については、218ページを参照してください。

はじめに

　私は、一九九七年に医師をはじめとする医療従事者で構成するメディカルアロマセラピー（現代医療の補助療法としてのアロマセラピー）の研究機関として、日本アロマセラピー学会を設立し、以来メディカルアロマセラピーの科学的・医学的な研究を続けてきました。

　当時、日本では、イギリスのアロマセラピーの影響を強く受けていたため、アロマセラピーとは美容やストレス解消目的の行為という認識しかされていませんでした。そんなとき、ベルギーのアロマセラピーを知る機会に恵まれたのです。ベルギーでのアロマセラピーは、医師や薬剤師など医療従事者によって行われる医療行為として位置づけられていました。麻酔科のペインクリニックを開業し、日々痛みの治療にあたっている医師である私は、「これこそ私たち医師が補助療法として取り入れられるアロマセラピーだ！」と胸に熱いものを感じたのをいまでも覚えています。

　これをきっかけとして、ベルギーのドミニク・ボヅー博士の日本連絡所であるナードジャパンやフランス・サノフロール社のロドルフ・バルツ博士より資料提供を受け、香りを楽しむことだけを重視するイギリス式アロマセラピーではなく、精油に含有されている芳香分子の持つ薬効成分を、症状に合わせて使うというフランスやベルギー式のメディカルアロマセラピーを広めるため、日本アロマセラピー学会を設立したのです。アロマセラピーの科学的・医学的な解明を目標に、代替《だいたい》療法としての期待を込めてスタートしたというわけです。

アロマセラピーで使われる精油は、植物由来ということで、一般には副作用がまったくないと思われていますが、精油の薬効成分は原料ハーブの五〇~八〇倍もの高濃度で含有され、単独では劇薬となる成分が含まれている精油もあります。したがって、精油は医薬品と同様、原液での扱いにはじゅうぶんな注意が必要なのです。実際、メディカルアロマセラピーの先進国であるフランスやベルギー、ドイツでは、精油の品質管理には細心の注意が払われています。

本書は、医療従事者の団体である日本アロマセラピー学会に寄せられた症例をもとに、メディカルアロマセラピーの効果効能を解説したものです。メディカルアロマセラピーの全科的な効能や基本事項については、私の前著『医師がすすめるアロマセラピー』(マキノ出版刊)にまとめてあります。本書はそれに続く第二弾として、メインテーマを「痛み」「かゆみ」「女性の病気」「生活習慣病」の治療においています。

序章では、まず代替医療としてのアロマセラピーで最低限知っておいていただきたいことをまとめました。第一章では、痛みの治療としてのアロマセラピーの応用を解説しています。痛みは器質《きしつ》的な原因のはっきりしたものとそうでないものに大別できます。原因のはっきりしない、メンタルな部分から発する痛みの治療には、抗うつ剤や向精神薬などが使われることが一般的ですが、このような薬剤に抵抗感を持つ患者さんが多いのが実情です。アロマセラピーがその代替療法となり得るのではないかと取り組んだのが、最初のきっかけだったのです。ペインクリニックの補助療法として、アロマセラピーはひじょうに有効でめざましい効果をあげています。

また、第二章では田水智子医師（池田回生病院皮膚科医師・カワバタクリニック非常勤医師）が、アトピー性皮膚炎を中心に、かゆみをもたらす皮膚病の治療としてのアロマセラピーの応用を解説しています。アトピー性皮膚炎のかゆみのメカニズムや症状が悪化するしくみを踏まえ、精油の持つ殺菌作用、鎮静作用、抗アレルギー作用を利用して、症状に応じた細やかな処方を用いて改善しています。ステロイド剤からの離脱やリバウンドを抑えて乗り越える方法に至るまで、豊富な症例をもとに解説しています。

皮膚病の治療に使われるステロイド剤に抵抗感を持つ患者さんが多いのも、また現実なのです。患者さんたちに不安感を与えないで、安心して治療を受けてもらうことが医療の大前提だと考えています。このような意味でも、アロマセラピーはひじょうに有効な代替療法だといえるでしょう。

第三章は更年期障害をはじめ、婦人科の病気の治療に対するアロマセラピーの応用について、吉井友季子医師（吉井クリニック院長）が解説しています。精油のなかには女性ホルモン様の作用を持つものやむくみを解消したりするものも多く、アロマセラピーは月経痛や月経困難症、更年期障害などの婦人科の病気や、現在注目されている生活習慣病の予防にとても有効なのです。生活習慣病に効くアロマセラピーは第四章で詳説しています。

もちろん治療の主体は現代医学であって、アロマセラピーはあくまでも補助療法として取り入れているにすぎませんが、たとえば抗生物質などの投与が長期に及ぶ場合など、アロマセラピーを併用することはひじょうに有益だといえます。さらに、アロマセラピーは家庭でも簡単に行えるため、手軽にセルフケアができます。その点でも大いに利用する価値があるでしょう。

巻末にはアロマセラピーの相談ができる全国の病医院（日本アロマセラピー学会認定医）のリストを掲載しました。すべてアロマセラピーに精通した認定医を厳選していますので、安心して治療が受けられます。

自分の体調を自分自身で管理し、調整していくことは、真に健康な心身を作るとともに生活に余裕と潤いを与え、すばらしい人生をもたらすことにつながります。本書をその一助としていただければ、著者としてたいへんうれしく思います。

二〇〇〇年十月

川端一永

アロマセラピーで痛みとかゆみは治せる　目次

はじめに……5

序章

メディカルアロマセラピーの基本・解説・川端一永（カワバタクリニック院長）……17
●精油の成分と薬効……18
・植物の薬理作用を最大限に利用……18
・脳神経と血液を介して吸収される……21
●アロマセラピーを安全に行うために……24
・正しい精油の選び方……24
・精油のブレンドの方法……27
・年齢・体質をチェックして保管に注意する……28
・パッチテストで異常がないか確かめる……31
●アロマセラピーの方法……32
・塗布・マッサージ……32
・吸入・芳香浴……34
・入浴剤・石けん・軟膏・化粧水・うがい薬……35
・内服……36

第1章 アロマセラピーで痛みは治せる・解説・川端一永

第1章 アロマセラピーで痛みは治せる・解説・川端一永……39
●痛みをいやす精油の薬効……40
・自分にしかわからない「痛みのつらさ」……40
・痛み治療の専門外来「ペインクリニック」……41
・精油の鎮痛作用が痛みをやわらげる……43
・痛みに効く精油と有効成分……46
・心地よい香りとやさしい刺激が痛みを緩和……50
●症状別・痛みに効くアロマセラピー……54
・頭痛・肩こりに効くアロマセラピー……54
頭痛・肩こりの処方箋……56
・五十肩に効くアロマセラピー……57
五十肩の処方箋……58
・腰痛に効くアロマセラピー……58
腰痛の処方箋……59
・椎間板ヘルニアに効くアロマセラピー……60
椎間板ヘルニアの処方箋……61
・腰部脊椎管狭窄症に効くアロマセラピー……61
腰部脊椎管狭窄症の処方箋……62
・変形性膝関節症に効くアロマセラピー……62
変形性膝関節症の処方箋……63
・帯状疱疹に効くアロマセラピー……64

帯状疱疹の処方箋……65
・肋間神経痛に効くアロマセラピー……67
肋間神経痛の処方箋……68
・座骨神経痛に効くアロマセラピー……68
座骨神経痛の処方箋……69
・下肢静脈瘤に効くアロマセラピー……69
下肢静脈瘤の処方箋……71
●アロマセラピーで痛みが治った！　体験報告……72
【頭痛】三年来のつらい慢性頭痛がたった三週間で完治し再発もない……72
【五十肩】激しい痛みが二週間で取れ肩が自由に動かせるようになった……74
【椎間板ヘルニア】歩けないほどのぎっくり腰の痛みが二日で取れた……76
【腰部脊椎管狭窄症】ブロック療法の併用で一〇年来の腰痛と両足のしびれが完治……78
【変形性膝関節症】精油の塗布だけで腫れと痛みが取れ骨密度も改善した……80
【帯状疱疹】ひどい痛みと湿疹が三週間で取れ後遺症も消えた……82
【肋間神経痛】肋骨のひどい痛みがアロマセラピー単独で二週間で消失……84
【座骨神経痛】ヘルニアの再発による歩けないほどの痛みが一〇日で回復……85
【下肢静脈瘤】産後現れた足の重だるさが一週間で取れ静脈瘤も改善……86

第2章　アロマセラピーでかゆみは治せる・解説・田水智子（池田回生病院皮膚科医師）……93

●**かゆみをいやす精油の薬効**……94
・肌を保護する皮膚の働き……94
・かゆみの除去が治療目標……96
・困難なアレルギー疾患の治療……97
・ステロイド代替作用のある画期的な治療法……99
・多様な薬効を一つに集約できる……101
・接触皮膚炎に要注意……103
・どんな皮膚病にも安心して行える……104
・難治の白斑治療に期待……106
・皮膚病に効く精油と有効成分……108
●**アトピー性皮膚炎に効くアロマセラピー**……113
・アトピー性皮膚炎の原因と症状……113
・ステロイドと代用できる四種の精油……116
アトピー性皮膚炎の処方箋……118
●**症状別・皮膚病に効くアロマセラピー**……120
・ニキビに効くアロマセラピー……120
ニキビの処方箋……121
・じんましんに効くアロマセラピー……123
じんましんの処方箋……124
・水虫に効くアロマセラピー……124
水虫の処方箋……126

・円形脱毛症に効くアロマセラピー……127
円形脱毛症の処方箋……128
・わきが（腋臭症）に効くアロマセラピー……129
わきが（腋臭症）の処方箋……130
・乾燥肌に効くアロマセラピー……131
乾燥肌の処方箋……131
・皮脂欠乏症に効くアロマセラピー……132
皮脂欠乏症の処方箋……132
・イボ・水イボに効くアロマセラピー……133
イボ・水イボの処方箋……134
・虫刺されに効くアロマセラピー……134
虫刺されの処方箋……135
●アロマセラピーで皮膚病が治った！　体験報告……136
【アトピー性皮膚炎】温泉療法によるひどいリバウンドが一カ月で改善した……136
【アトピー性皮膚炎】息子のアトピーのひどいかゆみが軽快し夜も眠れる……138
【アトピー性皮膚炎】リバウンドによる顔の重度の炎症が二週間で回復……140
【アトピー性皮膚炎】グチャグチャに崩れた皮膚がアロマ軟膏できれいに治った……142
【ニキビ】精油の殺菌作用で炎症性のニキビが跡形もなく治った……144
【じんましん】背中一面に広がったじんましんのかゆみと炎症が完治……146
【水虫】ジュクジュクした水虫がきれいに消えて再発もない……148
【円形脱毛症】かつらを着用するほどのツルツル頭から黒髪が生えてきた……150
【わきが（腋臭症）】一〇年来の悩みのわきが三カ月でにおいがしなくなった……152

第3章 アロマセラピーで女性の病気は治せる・解説・吉井友季子(吉井クリニック院長)……155

●女性の病気をいやす精油の薬効……156
・エストロゲンが女性の健康をつかさどる……156
・ホルモンバランスが乱れるわけ……159
・ホルモンバランスを整えるアロマセラピー……163
・女性の病気に効く精油と有効成分……164
●症状別・女性の病気に効くアロマセラピー……167
・更年期障害に効くアロマセラピー……167
更年期障害の処方箋……170
・月経困難症に効くアロマセラピー……173
月経困難症の処方箋……174
・月経前緊張症に効くアロマセラピー……174
月経前緊張症の処方箋……175
・カンジダ膣炎に効くアロマセラピー……176
カンジダ膣炎の処方箋……177
●アロマセラピーで女性の病気が治った! 体験報告……178
【更年期障害】閉経後の肩こりとのぼせが解消しエストロゲン値も上昇……178
【更年期障害】閉経後のイライラや高血圧、全身の倦怠感が解消……180
【月経前緊張症】月経前に必ず現れるむかつきや腹痛、頭痛が解消した……182
【カンジダ膣炎】陰部のかゆみが精油の洗浄液で解消し再発もない……183

第4章　アロマセラピーで生活習慣病は治せる・解説・吉井友季子

第4章　アロマセラピーで生活習慣病は治せる・解説・吉井友季子……185

●生活習慣病をいやす精油の薬効……186

・生活習慣の積み重ねが病気を引き起こす……186

・生活習慣病に効く精油と有効成分……188

●症状別・生活習慣病に効くアロマセラピー……191

・糖尿病に効くアロマセラピー……191

糖尿病の処方箋……193

・高血圧に効くアロマセラピー……194

高血圧の処方箋……196

・痛風に効くアロマセラピー……197

痛風の処方箋……198

・カゼ・インフルエンザに効くアロマセラピー……199

カゼ・インフルエンザの処方箋……200

・花粉症に効くアロマセラピー……201

花粉症の処方箋……202

・歯肉炎に効くアロマセラピー……203

歯肉炎の処方箋……204

・肥満に効くアロマセラピー……205

肥満の処方箋……207

おわりに……209
・日本アロマセラピー学会と関連団体について……212
・アロマセラピーの相談ができる病医院リスト……213
・精油・アロマセラピー製品の入手問い合わせ先……218
参考文献……219
著者紹介……220
コラム①【精油の選び方】……38
コラム②【用量・用法は厳守する】……88
コラム③【かゆみと痛み】……154
コラム④【アトピー性皮膚炎の治療】……184
コラム⑤【アロマセラピーは自費診療で】……208

序章

メディカルアロマセラピーの基本

解説
川端一永
カワバタクリニック院長

精油の成分と薬効

●植物の薬理作用を最大限に利用

アロマセラピーは、ハーブなどの芳香植物や薬効植物から抽出した精油（エッセンシャルオイル）を用いた治療法です。精油は、主に水蒸気蒸留法や圧搾《あっさく》法で抽出され、このときにできる不溶性の部分（水以外の部分）から成ります。このなかに植物中の薬効成分を持つ芳香成分が存在しているのです。つまり、アロマセラピーの定義とは、精油を構成する芳香成分の持つ薬理作用を利用し、病気の治療や予防を行う療法のことをいいます。

ところで、オレンジやレモンなど柑橘《かんきつ》系の精油は、圧搾法で抽出されます。熱を加えずに果皮を搾《しぼ》って抽出するため、成分は植物そのものに存在していたものと同様です。したがって、厳密にはエッセンスと呼ばれ、精油とは区別されます。

ハーブが精油として抽出される段階で、成分は濃縮されるだけでなく、化学変化を起こします。たとえば、抗アレルギー作用でよく知られているジャーマンカモミールなどは、植物そのものには抗アレルギー作用はありません。これは、蒸留の段階で発生するカマズレンという成分によってもたらされるものなのです。

精油は、植物由来とはいえ、なかには医薬品の原料となる成分も数多く含まれています。したがって、精油も使い方を誤れば副作用を起こす可能性があることは否定できません。精油は化学薬品として認識する必要があるといえます。

精油に含まれる主な成分は次のように分類できます。

・モノテルペン炭化水素類

ほとんどの精油に含まれる成分で、殺菌作用、抗真菌作用、抗ウイルス作用、うっ血除去作用、ステロイドホルモン様作用、鎮痛作用などがあります。代表的な成分としてカンフェン、リモネン、テルピネン、ピネン、サビネンなどがあります。主な精油にレモンやスイートオレンジ、グレープフルーツなどの柑橘類、ジュニパー、サイプレス、ローズマリーカンファーなどがあります。

・セスキテルペン炭化水素類

殺菌作用、消炎作用、抗ウイルス作用、抗アレルギー作用があります。主な精油にジャーマンカモミールがあります。

・モノテルペンアルコール類

殺菌作用、抗真菌作用、抗ウイルス作用があります。主な精油に真正ラベンダー、ペパーミント、ティートリー、イランイラン、ゼラニウム、ローズウッド、バジル、ネロリなどがあります。

・セスキテルペンアルコール類

殺菌作用、消炎作用、抗アレルギー作用、女性ホルモン様作用などがあります。主な精油にサンダルウッドなどがあります。

・エステル類

人体の中枢神経系の働きを抑制する作用があります。鎮静作用、抗けいれん作用を示します。主な精油にクラリセージ、ローマンカモミール、ヘリクリサムなどがあります。

・オキサイド類

呼吸器系に働きかけ、去痰《きょたん》(痰を排出する)・殺菌作用があります。主な精油にジャーマンカモミール、ラバンサラアロマティカ、ユーカリラジアタ、ニアウリなどがあります。

・フェノール類

殺菌・免疫賦活《めんえきふかつ》作用がありますが、皮膚や粘膜への刺激が強いことや、長期で使用すると肝臓障害を引き起こすおそれがあります。妊婦や幼児への使用は避けたほうが無難です。

主な精油にタラゴン、フェンネルなどがあります。

・アルデヒド類

消炎・殺菌・抗真菌作用がありますが、皮膚刺激があるため低濃度での使用に限ります。

主な精油にレモンユーカリ、レモングラスなどがあります。

・ケトン類

粘液溶解・去痰・免疫賦活・脂肪分解・鎮痛・細胞活性上昇作用などがあります。

ケトン類には神経毒性があり、扱いにはじゅうぶんな注意が必要です。ケトン類を多く含む精油は医師の指導下で使用するようにし、妊婦や乳幼児、高齢者への使用は避けましょう。また、けいれんの既往症のある人も注意が必要です。

ケトンを含む精油で使用を避けたほうがいいのは、ヒソップ、セージ、ワームウッド、カンファーです。ローズマリーやユーカリにもケトンが含まれていますが、副作用を気にするほどの量ではないため、問題ありません。

・ラクトン類

ケトンと同様、神経毒性があり、皮膚刺激もあるので注意が必要です。日光感作性《にっこうかんさせい》(精油を塗布して日光に当たると皮膚に炎症を起こすこと)もあります。柑橘系の精油にはラクトンが多く含まれるため注意が必要です。主な精油にベルガモットなどがあります。

●脳神経と血液を介して吸収される

精油は次のようなルートで私たちの体に吸収されます。

まず、精油の芳香分子が嗅覚《きゅうかく》を刺激し、視床下部《ししょうかぶ》に働きかけてリラックス効果をもたらすルート（左㌻上図）、次に吸入によって肺胞から吸収されるルート（同下図）、そしてマッサージや塗布によって皮膚から吸収されるルートです。また、内服によって体内に取り込む場合もあります。

　このようにして取り込まれた精油の成分は、大別すると、芳香分子が電気信号に置き換えられて直接脳神経に働きかけるルートと、芳香成分が血液中に入り、直接臓器に働きかける二つのルートを考えることができます。

　吸入によって肺胞から吸収したり、皮膚から吸収したり、内服したりするのは、どれもすべて血液を介しての作用となるのです。

　吸入にしろ塗布にしろ、精油はこのようにして体内にたやすく吸収されます。したがって、精油を扱う場合は、化学薬品として細心の注意を払って用いなければならないといえます。まちがった使い方をすれば当然副作用ももたらされます。

精油の吸収ルート

嗅覚～視床下部へ

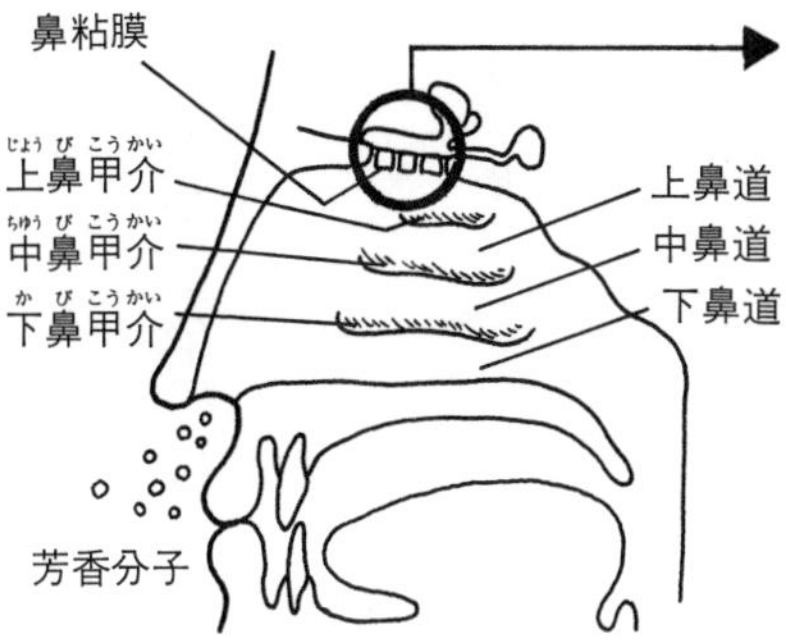

〈鼻腔の構造〉

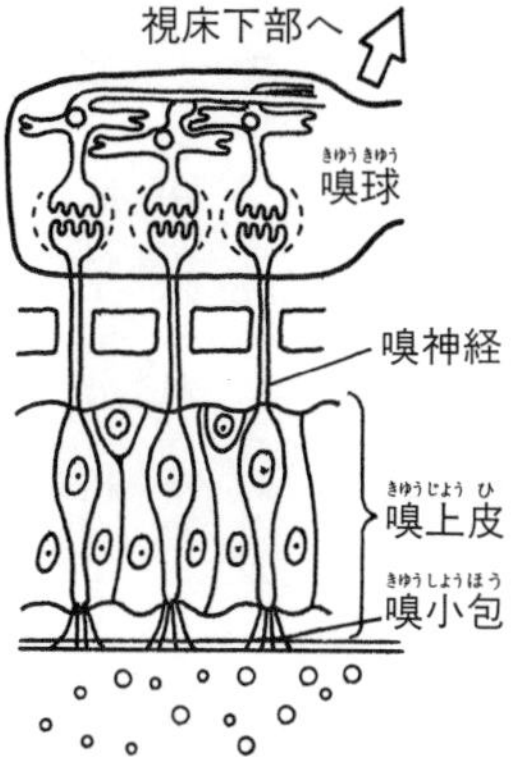

気管支～肺胞へ

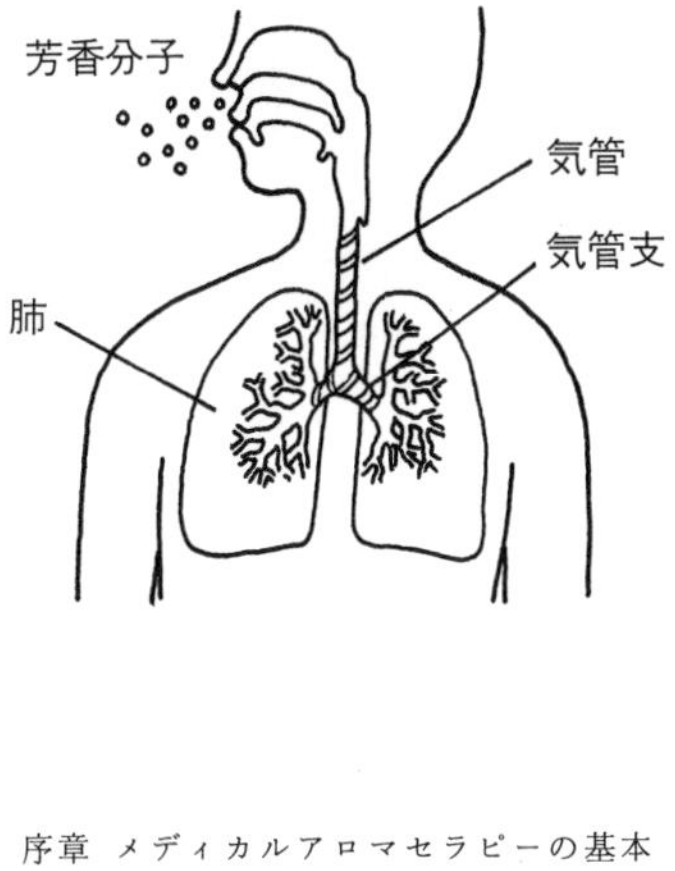

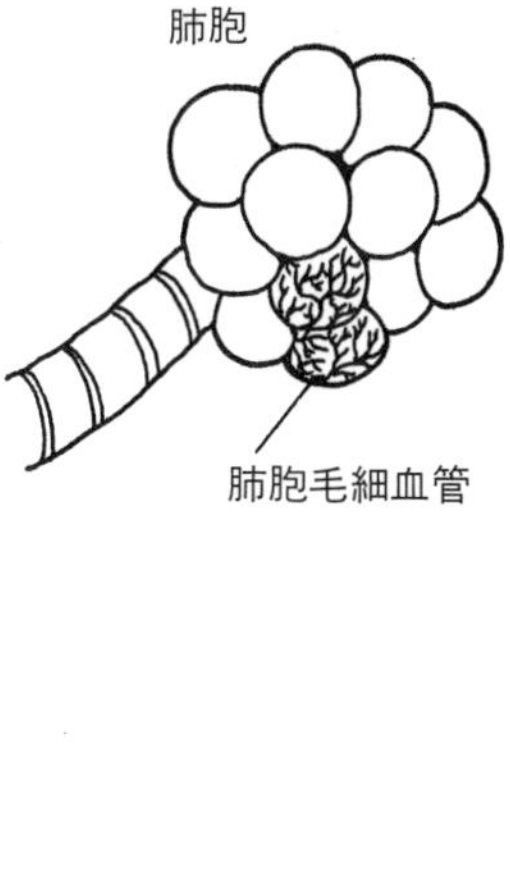

アロマセラピーを安全に行うために

●正しい精油の選び方

精油には使用するうえで注意が必要な成分が含まれているため、粗悪な精油を用いるとかえってトラブルを引き起こすことになります。家庭でアロマセラピーを行う場合も、確かな品質の精油を正しい用量・用法で用いることが大切です。

次に精油を選ぶ際のポイントを簡単にまとめておきましょう。

①すべての含有成分、成分分析データが開示されていること

精油の成分名が表示され、それぞれの精油のロット番号ごとにガスクロマトグラフィはもちろんのこと、できればマススペクトル分析（ガスクロマトグラフィのピーク分析）、比重、旋光度《せこう》、屈折率（合成物の有無がわかる）などのデータが提示されていること。また、製造年月日が開示されていなければなりません（左ジペ一参照）。

含有成分のデータ開示は、消費者が安全にアロマセラピーを行うための必須条件です。

精油に添付される成分分析表

※サノフロール社の製品

LABORATOIRE SANOFLORE
ペパーミント
HUILE ESSENTIELLE DE MENTHE POIVREE
(MENTHA PIPERITA)

科名：シソ科	比重：0.9040
原産国：フランス	施光度：1.4648
抽出部位：葉	屈折率：-21.16°
CODE：M130N	
LOT：21903	

成分分析結果

α-ピネン	0.86%
サビネン	0.65%
β-ピネン	1.23%
1,8シネオール	5.98%
メントン	16.69%
メントフラン	5.82%
メントール	39.30%
プレゴン	2.75%
酢酸メンデル	3.63%
ゲルマクレンD	2.72%

使用上の注意
お肌に直接つけたり、飲用しないでください。
お子様の手に届かない所に保管してください。
添加物を一切使用していないため、冷暗所に保管し、開封後約1年以内に御使用ください。

製造元：ラボラトワール・サノフロール（フランス）
輸入・販売元：ハイパープランツ株式会社
東京都港区三田2-14-4 三田慶応ビジデンス1005
Tel.03-5419-9388　Fax.03-5419-9383

ところで、二〇〇一年の三月末から化粧品のすべての内容成分を表示することが義務づけられることになりました。今後、自分で使用するものについて、きちんと納得したうえで使うという自己責任が求められていく時代だといえるでしょう。

②原料ハーブの原産国・植物の学名・抽出部位が明示されていること

同じ種類でも栽培される土地によって含有成分が変化し、薬効や用途は異なります。さらに、薬効や用途も種の違いによって左右されるため、原料の原産地の明示が必要です。

また、含有成分によって薬効が異なる精油をケモタイプといいますが（タイム、ローズマリー、ニアウリ、バジルなど）、ケモタイプや種の違いが明記されていない精油は、どのような作用をもたらすのか科学的に予測できないため、アロマセラピーに用いることはできません。精油の学名や主成分を確認して精油を購入するようにしましょう。

このほか、同じ植物でも抽出部位によって内容成分が異なります。薬効や用途も違ってきますので抽出部位がきちんと示されているかどうかもチェックしましょう。

③一〇〇％天然であること

精油には数十から数百もの成分が含まれており、それらの相互作用によってさまざまな薬効がもたらされます。つまり、含有される成分の相乗効果や相殺効果によって微妙に調整しながら薬効を発揮しているのです。

精油は一切加工しないことではじめて薬効を発揮するため、一〇〇％天然のものを選ぶことが大切です。将来的には合成品でも同様の効果を発揮するものが登場するかもしれませんが、現時点では一〇〇%天然のものをおすすめします。

④原料が有機栽培農法のハーブであること

農薬や化学肥料、除草剤などの化学合成物質を一切使用せず、堆肥《たいひ》など自然の肥料のみを施して栽培する有機農法によるハーブが原料の精油を使うようにしましょう。

以上にあげたポイントのほか、精油のびんのドロッパーが一滴〇・〇五〜〇・〇六ミリリットルの範囲内であることもきちんと確認してから入手するようにしましょう。

ただし、現実的に、以上のような条件を満たす精油を探すことは明確な品質基準のない日本では至難の業です。これらのポイントをクリアし、私が実際に治療に用いているのは、主にフランスのサノフロール社、プラナロム社のものです。また、セラピューティックグレード社の精油も日本アロマセラピー学会が推奨する精油です。

●精油のブレンドの方法

精油は基本的にキャリアオイルという植物オイルで希釈《きしゃく》してから用います。

精油の希釈濃度の簡単な算出法は、ティースプーン一杯（五ミリリットル）に精油一滴を混ぜれば、希釈濃度は一%、二滴なら二%、三滴なら三%です。キャリアオイルにはホホバオイルをはじめさまざまなものが出回っており、厳密には特有の薬理作用を持っています。本書では、基本ベースとしてホホバの種子から採取したホホバオイルを使用しています。ホホバオイルは浸透性に優れ、ベタつきが少なく、ほとんどすべての肌質に適合します。キャリアオイルも精油同様、天然のものを選ぶようにしてください。

ブレンドオイルの濃度は、基本的に次のような方法で算出します。

精油の濃度＝精油の滴数×〇・〇五÷キャリアオイルの量×一〇〇

また、一回に使用する精油の量は、十三歳以上は五滴を限度に、十二歳以下は二滴を限度とします（一滴を〇・〇五〜〇・〇六ミリリットルとした場合）。

精油の希釈濃度も、一回あたり成人は二〜五％、小中学生は一％までを限度としてください。小児にアロマセラピーを行う場合は、医師に相談してから行うようにしましょう。

本書で示している処方を守ってブレンドすれば問題ありません。ただし、病院など医師の指導下では、一〇％程度の高い濃度のものを使う場合があります。

●年齢・体質をチェックして保管に注意する

アロマセラピーは、品質の確かな精油を用い、指定された用量・用法を守れば基本的にだれにでも安全に行える療法です。ただし、慢性病で治療中の人は、事前に主治医と相談し、投与されている治療薬と精油の成分についてよく説明を受けてからアロマセラピーを行うようにしてください。

マッサージオイルの作り方（1回分）

用意するもの

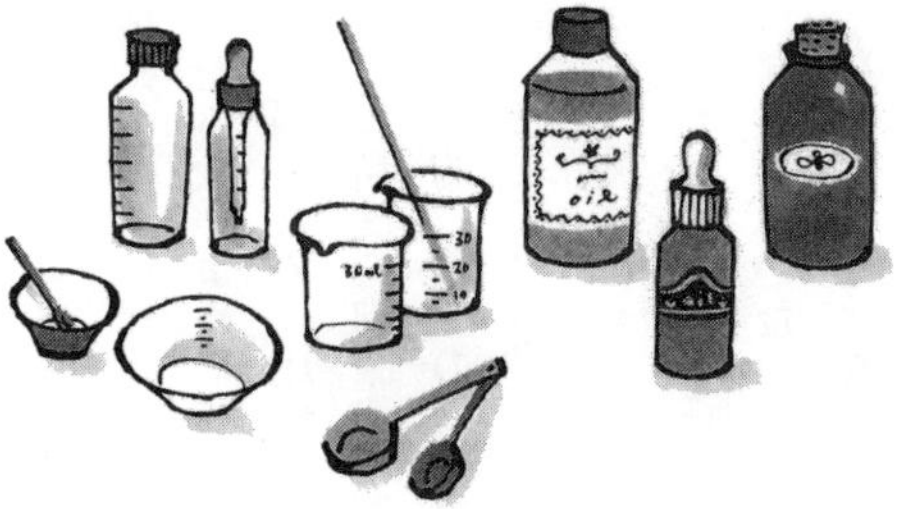

精油・キャリアオイル・希釈皿やビーカー、ステンレス製の計量スプーンなど・ガラス製の混ぜ棒・保存用ボトル

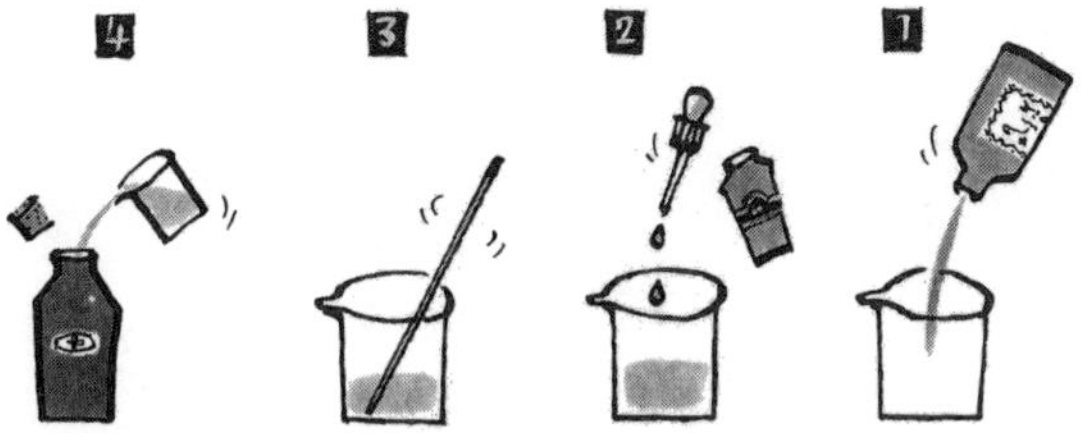

1 ビーカーにキャリアオイルを10mℓ入れる

2 精油を加える

3 混ぜ棒でよくかき混ぜる

4 遮光性の保存ボトルに移し替えて冷暗所に保存する

また、妊娠期間中は精油の選択を慎重にする必要があります。カンファー、エーテル、フェノール、ケトン、ラクトンなどの成分を多く含有する精油は使わないようにしてください。

また、マッサージに使うブレンドオイルの濃度は最大二％までとします。

そのほか、柑橘系の精油には日光感作性のあるものがあります。皮膚に塗布してから四～五時間は日光に当たらないように注意しましょう。柑橘系の精油のなかでも、スイートオレンジは日光感作性が弱いため、比較的安心して使えます。

アロマセラピーでは精油を内服する療法もあり、本書でも紹介していますが、本書で紹介したレシピ以外、基本的に精油の内服は避けましょう。内服を行う場合はアロマセラピーを実践している医師（二一三ジペー参照）に相談してから行うようにしましょう。

精油はデリケートで変質しやすいため、直射日光や高温多湿は避け、温度や湿度が一定の冷暗所に保管してください。

また、精油は揮発性が高いため、必ず遮光《しゃこう》びん（光を通さない容器）で密封し、酸化を防ぎましょう。とくに高温多湿となる夏季は冷蔵保存すると品質の劣化が防げます。精油を純粋な状態で保管できる期間は、開封後、柑橘系で半年～一年、樹脂系で三年です。

マッサージのためにブレンドしたオイルは、できるだけそのつど少量ずつ作るようにしましょう。作り置きする場合は、三週間程度で使い切るようにしてください。

●パッチテストで異常がないか確かめる

体質によって精油にアレルギー反応を起こす人がいます。どの精油を使う場合も、事前にパッチテストを行いましょう。

ブレンドオイルを上腕部（二の腕）の内側にアズキ大ぐらいの大きさに塗り、そのまま二日間（四八時間）放置します。アレルギー反応の多くは三〇分以内に発症しますが、反応が遅い場合は二日ぐらいかかることもあるからです。

皮膚にかゆみや発疹《ほっしん》などの異常がみられた場合は、精油かキャリアオイルのどちらかにアレルギー反応を起こしていると考えられるため、それぞれでパッチテストを行います。

使いたいと思った精油にアレルギーがあっても、同様の作用を持つ精油に変更することができます。そんな場合は、精油の芳香分子ごとにパッチテストでチェックしながら自分に合った精油を見つけましょう。

パッチテストの結果、皮膚に異常がみられたら、すぐに無香料の石けんでよく洗い流し、タオルでふいて空気にさらし、よく乾燥させます。アレルギー反応のあった精油は、塗布やマッサージだけでなく、芳香浴にも使用しないでください。

また、誤って精油の原液が皮膚にかかってしまったら、すぐにキャリアオイルなどでふき取り、無香料の石けんでよく洗い落とします。

アロマセラピーの方法

●塗布・マッサージ

精油を吸収させる方法として塗布やマッサージはひじょうに有効です。これは精油を皮膚から浸透させる方法です。

皮膚は表皮、真皮、皮下組織から成りますが、表皮には細菌やウイルス、異物などの侵入を防ぐバリア機能があります。精油の分子サイズはひじょうに小さいため、この表皮のバリアを通り抜け、真皮、皮下組織へと浸透して毛細血管から血液へと吸収されるのです。

また、マッサージは心身の疲労や緊張を取り去り、リラックス効果を高めます。

マッサージオイルは、キャリアオイルをベースに精油を二〜三%程度に希釈して作ります。マッサージの基本的な方法は、体の末梢《まっしょう》から心臓に向かって行います。こうすることで血液やリンパ液の循環がよくなり、乳酸《にゅうさん》などの疲労物質が排泄《はいせつ》しやすくなります（左ページイラスト参照）。

アロママッサージのやり方

※マッサージオイルを手のひらに少量取り、よくなじませてから行う。
力を入れすぎないように、心地よい程度になでさするように行う

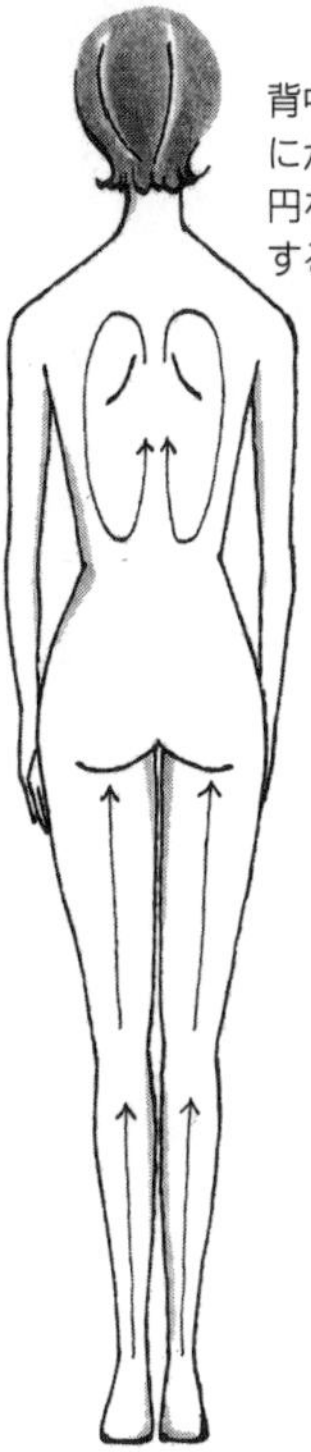

背中の中心から首、肩にかけて大きく外側に円を描くようになでさする

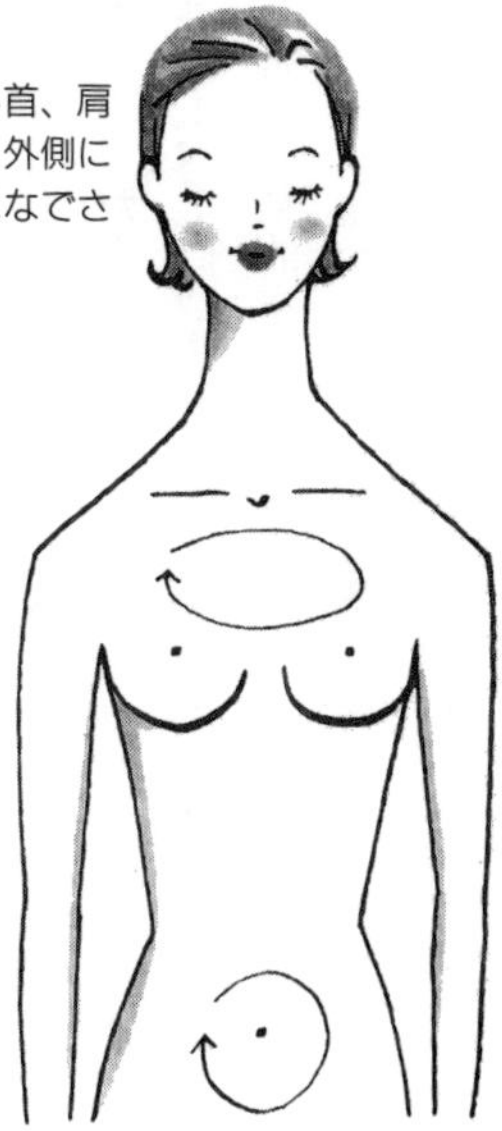

胸や腹部はゆっくり時計回りに優しくさする

足首からふくらはぎ、ひざからももの裏側、もものつけ根の順になでさする

マッサージオイルの量は、一〇ミリリットルで両足のマッサージ一回分を目安としてください。皮膚病の場合は五ミリリットルを目安にブレンドオイルを作ります。

マッサージ後はオイルがすみやかに皮膚から吸収されるのでふき取る必要はありません。

●吸入・芳香浴

芳香浴や吸入は、呼吸器から精油を吸収させる方法です。芳香分子は鼻の粘膜を通って香り信号となり、脳や大脳辺縁系《だいのうへんえんけい》に伝わります。

精油は揮発性が高いため、精油のボトルから直接かいだりしても手軽に吸入ができます。いきなり吸入するとむせてしまうので、ボトルにあまり顔を近づけすぎないようにして、手であおぐように吸入してください。

また、ティッシュペーパーに精油を一～二滴含ませて吸入したり、洗面器などに五〇～六〇度ぐらいのお湯を張り、精油を二～三滴落としてその蒸気を吸入したりする方法もあります。この場合も、顔を洗面器から二五センチ程度離してから吸入するようにしましょう。

そのほか、ディフューザーという電動式の芳香拡散器を使って部屋じゅうを香らせる方法もあります。どの方法も連続して行う場合は一日一五分程度にとどめましょう。

芳香拡散器にはさまざまなタイプのものが出回っており、本書の四ページで紹介したコンセントに差し込むものや素焼きのもののほか、ファンで香りを拡散させるものなどがあります。

全国のアロマショップで入手できます。

●入浴剤・石けん・軟膏・化粧水・うがい薬

精油を入浴剤として用いるアロマバスはとても一般的なアロマセラピーといえます。体を温めて全身の筋肉をほぐし、血液循環をよくします。

精油は水とは混ざらないため、キャリアオイルや乳液、塩などと混ぜ、乳化させてから浴そうに落とします。本書で紹介するアロマバスでは乳化する方法は省略しています。

お湯の温度は三八～四〇度程度のぬるま湯が適しています。浴室は閉め切らないようにし、じゅうぶんな換気を行ってください。

そのほか、医療用のワセリンやエタノール、精製水、医療用のローションなどに精油を混ぜて軟膏《なんこう》や化粧水として使う方法もあります。エタノールや精製水は薬局で市販されています。

私が実際に治療で用いている医療用のワセリンは、紫外線吸収の影響をほとんど受けない化学的に安定したワセリンなので、アトピー性皮膚炎など皮膚病でアロマセラピーを行う場合の基剤《きざい》として用いています。ワセリンやローションの入手法については二一八ジペーを参照してください。

また、精油を水に落としてうがい薬として利用することもできます。

そのほか、アロマセラピーを日常的に取り入れるために、精油を添加した石けんや入浴剤、精油を蒸留する際に作られるフローラルウォーターなども市販されていますので、利用するといいでしょう（入手法は二一八㌻参照）。

●内服

内服は消化器から精油を吸収させる方法です。内服する場合は必ず医師に相談し、その管理のもとで行うようにしてください。また、必ず紅茶などで薄めて服用し、決して原液で飲んではいけません。飲みやすくするために黒砂糖やハチミツを混ぜたりすることもあります。

内服が効果的な主な症状としては、カゼやぜんそく、花粉症があります。ティートリーの内服がポピュラーです。

幼児などが精油を誤飲したりしないよう、精油の保管には注意してください。また、目に近づけたり、粘膜や肛門、耳道《じどう》、鼻孔《びこう》（鼻の穴）などに精油を原液で塗布してはいけません。

家庭でアロマセラピーを行う場合の精油の量は、塗布やマッサージの場合は一日一〇滴まで、吸入や芳香浴の場合は二〇滴までとしてください。

アロマバスのやり方

①38度程度のぬるめのお湯に、乳化して溶けやすくした精油を加え、よくかき混ぜる
②ときどきかき混ぜながら20分程度お湯につかる

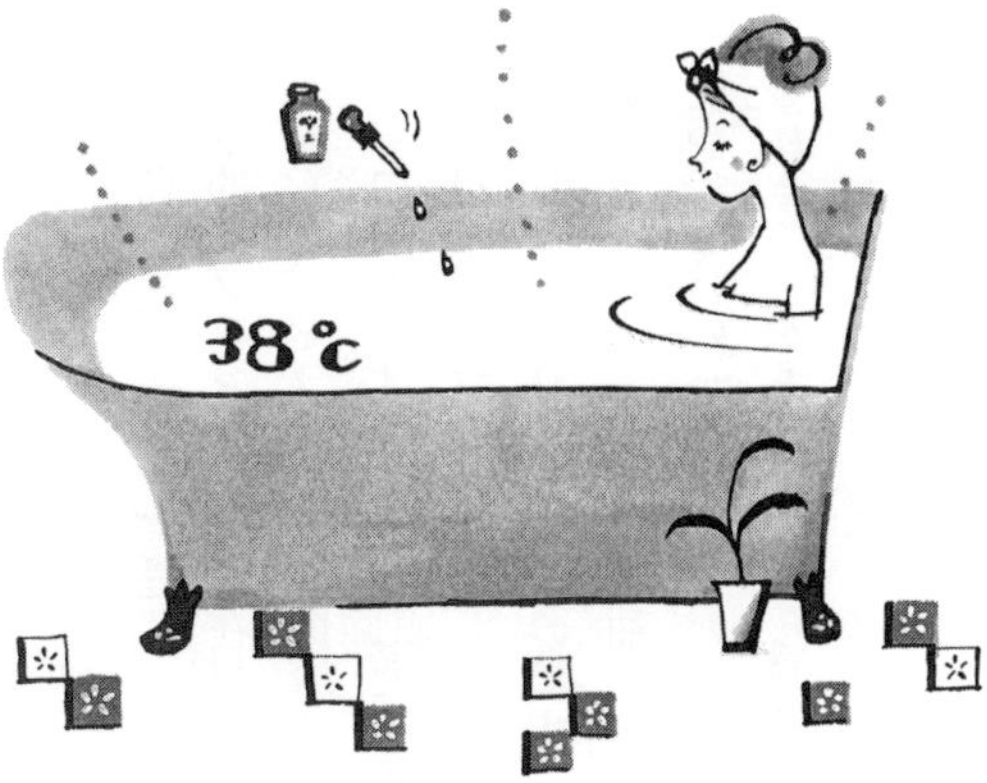

アロマバスとともに、入浴剤や石けんなど精油が配合された製品を利用すると効果的

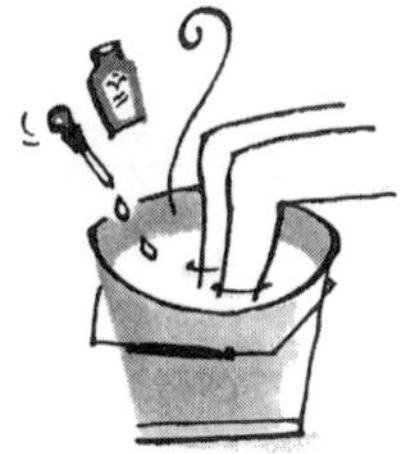

バケツにやや熱めのお湯を張り、精油をたらす足浴も有効

コラム①：精油の選び方

安全にアロマセラピーを行うためのポイントは、きちんとした精油を選ぶことです。精油を選ぶ際、私は基本的にフランスのサノフロール社、プラナロム社、セラピューティックグレード社のものをおすすめしています。これらの精油は日本アロマセラピー学会の基準を満たしており、安心して使用できる精油といえます。

違うメーカーの精油を使ってもいいかという質問を読者から寄せられることがありますが、医師として安心しておすすめできるのは、日々の診療で用い、確かな品質であるものだけです。使ったことのないものや、内容成分の明らかでないものは、医師の立場としておすすめすることはできません。精油も医薬品同様、細心の注意を持って選ぶべきです。

現在日本で出回っているほとんどの精油は、内容成分が明示されていません。きちんとした品質管理の基準がないため、品質の善し悪しを判断することが難しいのが現状なのです。

精油が容易に体内に吸収されることを考えると、日本アロマセラピー学会の基準を満たした精油を選ぶことが事故も少なく効果も高いといえるでしょう。

第1章

アロマセラピーで痛みは治せる

解説

川端一永

痛みをいやす精油の薬効

●自分にしかわからない「痛みのつらさ」

私たちは、幼いころから「痛い」という感覚を日常的に経験しています。転んで足をすりむいたり、猫に腕を引っかかれたり、ハサミで指を切ってしまったり……。こうした痛みの経験を重ねることで、人は身の周りにある危険を察知し、避ける術《すべ》を自然に身につけていくのです。

痛みはまた、体内で起こっている異変を知らせるサインでもあります。一般に虫垂炎の場合では、右下腹部がひどく痛むという形で異常を知らせますし、心臓に障害が起これば、胸がギュッと締めつけられたような痛みを感じます。

このように、痛みは、生体に異変を知らせる大切な信号の役目をしています。これまでは、「痛みはむやみに止めてはいけない」という考えが医師の間でも主流を占めていました。というのは、頭が割れるように激しく痛むとき、その痛みが脳の病気からもたらされているとしたら、痛みだけ止めてしまうと脳への処置が手遅れになってしまうからです。

しかし、痛みの診断技術が向上した今日では、止めてもいい痛みと止めてはいけない痛みを、的確に見極められるようになったのです。じゅうぶんな検査を行って痛みの原因となる重大な病気が潜んでいないとわかったら、痛みはすみやかに取り除くべきです。痛みが長期にわたるとそれだけ生活全般に悪影響が及ぶからです。

痛みが強いと食欲はなくなり、外出もおっくうになります。また、運動不足をもたらして筋力の低下を招くなど、二次的な障害も生じやすくなります。

痛みは体だけでなく、心にもダメージを与えます。ケガをしているときを除けば、痛みは外からはわからないため、その苦しみを周囲にわかってもらうことが困難となります。

痛む部分をレントゲンやＭＲＩ（磁気共鳴画像）で調べても、これといった異常が発見されないことがありますが、そのような場合、医師ですら患者さんの痛みを疑ってかかるほどです。患者さんは痛みそのものの苦痛に加えて、自分の痛みを周囲にわかってもらえない寂しさや疎外感を抱えることになります。

理解されにくい痛みが長期にわたる場合、精神的なダメージも大きいものとなります。

●痛み治療の専門外来「ペインクリニック」

痛みの診断と治療は、「ペインクリニック」（麻酔科）で専門的に行われます。ペインクリニックは「疼痛外来《とうつう》」とも呼ばれ、頭痛、三叉《さんさ》神経痛（顔面の痛み）、首の痛み（ヘルニアや骨の変形）、肩こり、腕の痛みやしびれ、五十肩、肋間《ろっかん》神経痛、腰痛（ヘルニアや骨の変形）、座骨神経痛《ざこつしんけいつう》、足の痛みやしびれ、ひざの痛み、リウマチ、帯状疱疹《たいじょうほうしん》（ヘルペス）など、痛みを伴うさまざまな病気を治療の対象としています。

治療方法は「神経ブロック療法」と呼ばれるものが中心になります。これは局所麻酔薬を用いた注射で、神経の伝達機能を一時的に遮断し、痛みを感じなくさせる治療法です。

痛み止めは一時的に痛みを抑えますが、薬の効果が切れると痛みはぶり返します。一方、神経ブロック療法の効果は、即効性だけにとどまりません。ブロック療法は、ふつう施術後二〇分程度で麻酔薬の効果を失いますが、もとのような痛みが戻ることはありません。神経ブロック療法をくり返し行うことで、がんこな痛みもやがては解消します。副作用もないので、鎮痛薬を飲むと胃が荒れるという人でも安全に治療を続けることができます。

私のクリニックの患者さんは、大半がいろいろな治療をしても効果がなかった人や、あらゆる検査をしても痛みの原因がわからず、転院してきた人たちです。患者さんは日常的な痛みに悲観的になっているため、私たちペインクリニックの医師は、患者さんの心身両面にわたる痛みやつらさを理解し、じっくり話し合いながら治療を進めていくということを基本にしています。

ぎっくり腰などを除くと、慢性の痛みは長い年月をかけて定着したものが多いため、治療にもそれなりの時間がかかります。痛みに悩む人は、一～二回の神経ブロックで、「効果が出ない」「痛みが消えない」とあせる傾向があります。そこで、患者さんがあせらず治療に向き合えるよう、治療方法や治療期間についても納得のいくまで話し合います。

痛みの治療は、たとえばカゼなどの治療とは性質がまったく異なります。カゼで全快といえば体内からウイルスが退散し、熱も下がり、だるさや頭痛も消えるなど、病気の原因と症状がすべて消失することをいいます。

神経ブロック療法や後述するアロマセラピーでは、痛みという症状を治すこと、すなわち痛みを取ることはできますが、痛みの原因である骨の変形やヘルニアそのものは治せません。この点がカゼなどの治療と大きく異なるところです。

とはいえ、たとえ痛みの原因は残っていても、痛みの症状がなくなったり、気にならない程度にまで軽くなれば、日常生活での支障はなくなります。生活の質は格段に向上し、痛みのない快適な暮らしを取り戻すことができるでしょう。

これまでどんな治療も効果がなく、いまなお痛みに悩んでいる人は、希望を捨てずにぜひペインクリニックを受診してみてください。

●精油の鎮痛作用が痛みをやわらげる

ペインクリニックの神経ブロック療法に加えて、私は数年前からアロマセラピーを痛みの治療に導入しています。精油には痛みの治療に必要な鎮痛作用、消炎作用、血行促進作用、麻酔作用のあるものが数多くあります。しかも、精油の有効成分は体内に吸収されやすいという性質があるため、血中に混ざって局所ですみやかに薬理作用をもたらすのです。

事実、その効果には目を見張るものがあります。神経ブロック単独の治療にくらべ、アロマセラピーを併用した治療の場合、治癒までの期間が三分の二程度にまでに短縮することができるのです。アロマセラピーには主体となる現代医学の効果をさらに高める効果があるといえます。

痛みの治療としてアロマセラピーを行う場合、主にキャリアオイルで希釈《きしゃく》した精油を患部に塗布したり、マッサージしたりする方法がよく用いられます。そのほか症状に応じて芳香浴や吸入なども行われます。痛みの程度や痛む部位などによってもっとも適した方法を試みましょう。

実際、アロマセラピーは患者さんにたいへん好評です。痛みが取れるだけでなく、「ひざが軽くなって関節が動きやすくなった」とか「血液循環がよくなった気がする」、「足がポカポカ温かくなる」などの声が聞かれます。

通常、アロマセラピーは神経ブロック療法の補助療法として取り入れていますが、次のようなケースではアロマセラピー単独で治療することもあります。

①症状が軽くてブロック療法などの処置が必要のないケース

症状別・アロマセラピーの有効数（カワバタクリニック）

●頭痛	●変形性膝関節症
①23例中21例 ②13例中12例 ③5例中2例	①171例中168例 ③56例中38例
●肩こり	●帯状疱疹
①56例中48例 ②25例中21例 ③12例中8 ④81例中60例	③75例中69例
●五十肩	●肋間神経痛
①91例中90例 ②27例中20例 ③17例中11例	③5例中5例
●腰痛	●座骨神経痛
①182例中153例 ②143例中120例 ③34例中23例 ④270例中268例	③54例中38例
●腰部脊椎管狭窄症	●下肢静脈瘤
③56例中43例	①41例中29例

※有効だったケースのみ表記

②症状が重篤《じゅうとく》にもかかわらず、神経ブロックを嫌がるケース
③神経ブロックを行っても効果のないケース
④湿布として使うケース

①はアロマセラピーの効果がもっとも現れやすいケースです。症状が軽いので当然といえるでしょう。②は時間はかかりますが、九割程度は完治しています。③では全体の六〜七割程度に、痛みの緩和や消失などの効果がみられます。腰部脊椎管狭窄《ようぶせきついかんきょうさく》症《しょう》や五十肩、変形性膝関節症《へんけいせいしつかんせつしょう》では、神経ブロックで効果が得られないのに、アロマセラピーで劇的に痛みが消失したという例もあります。

上の表はカワバタクリニックの症状別・アロマセラピー有効数の集計結果です。

●痛みに効く精油と有効成分

痛みの治療では、鎮痛作用や消炎作用がある精油、血管を拡張して血流をふやす作用のある精油、患部のむくみを取る精油など、精油を数種類組み合わせます。さまざまな成分の相乗作用によって、高い鎮痛・消炎効果が得られるからです。

精油の芳香分子は分子サイズが小さいため皮膚にたやすく浸透し、毛細血管から血液に入って局所で薬理作用を現します。的確に精油を組み合わせることによって、現代医学で用いる外用薬以上の効果を期待することができるのです。アロマセラピーは、数ある補助療法の中で優先的に試みる価値のあるものといえるでしょう。

左ジペーは私が痛み治療で用いる主な精油とその特徴的な成分をまとめたものです。

痛みを除去する働きのある精油には、「血流増加作用」「筋弛緩《きんしかん》作用」「消炎作用」「鎮痛作用」「利尿《りにょう》作用」があり、その主要成分は表のとおりです。

★は原液では皮膚刺激がひじょうに強いもの、☆は決められた濃度を守って慎重に使う必要のあるものを示します。無印のものは比較的手軽に使える精油といえるでしょう。

痛みがある場合、組織は必ず血行不良を起こしています。血液がじゅうぶんに流れないと、組織に発痛物質がどんどん蓄積し、さらに痛みが増すという悪循環に陥《おちい》ります。したがって、鎮痛・消炎作用のある精油以外に、血行を促進する精油を組み合わせる必要がありま

痛みに効く精油と主な成分

※血流増加作用、筋弛緩作用、消炎作用、鎮痛作用のある精油の一覧です。

精　油　名	痛みの症状を取る主な成分
ウィンターグリーン☆	サリチル酸メチル（エステル類）
サイプレス	セドロール（セスキテルペンアルコール類）
シトロネラ☆	シトロネラル（アルデヒド類）
シナモン★	オイゲノール（フェノール類）
ジュニパー	α-ピネン（モノテルペン炭化水素類）
スイートオレンジ	リモネン（モノテルペン炭化水素類）
スパイクラベンダー	カンファー（ケトン類）
タイムチモール	パラシメン（モノテルペン炭化水素類）、チモール、カルバクロール（フェノール類）
タイムリナロール	パラシメン（モノテルペン炭化水素類）、酢酸リナリル、酢酸ボルニル（エステル類）
ティートリー	テルピネン 4-オール（モノテルペンアルコール類）
バジル☆	メチルカビコール（フェノール類）
ヒソップ	サビネン、ミルセン（モノテルペン炭化水素類）
ペパーミント	メントール（モノテルペンアルコール類）
ヘリクリサム	酢酸ネリル（エステル類）
マンダリン	オシメン（モノテルペン炭化水素類）
ユーカリデイビス	ピペリトン（ケトン類）
ヨーロッパアカマツ	α-ピネン、β-ピネン（モノテルペン炭化水素類）
ラバンサラアロマティカ	α-ピネン、β-ピネン（モノテルペン炭化水素類）
ラベンダー（真正）	酢酸リナリル（エステル類）
レモン	リモネン（モノテルペン炭化水素類）
レモングラス☆	ネラール、シトロネラル、ゲラニアール（アルデヒド類）、リモネン（モノテルペン炭化水素類）
レモンバーベナ☆	ゲラニアール、ネラール（アルデヒド類）
レモンバーム☆	ゲラニアール、ネラール（アルデヒド類）
レモンユーカリ	シトロネラル（アルデヒド類）
ローズマリーカンファー☆	カンファー（ケトン類）
ローマンカモミール	プロピルアンジェレイド（エステル類）

す。血行がスムーズになり、組織にじゅうぶんな血液が循環するようになると筋肉の痛みやこわばりを解消することができます。

血管を拡張し、血流増加効果があるのは、フェノール類・モノテルペン炭化水素類です。レモンなどに含まれるリモネンの血流増加作用は、ことに優れており、レモンを三分間吸入する実験で、皮膚の表面温度が〇・七～二・二度上昇することが確認されています。筋硬直（筋肉のこわばり）のために手足を思うように動かせない人は、レモンのほかむくみを取るサイプレスを塗ると、筋肉がやわらかくなってリハビリなども行いやすくなります。

フェノール類は、強力な殺菌力も併せ持っていますが、刺激も強く、肝臓への負担がかかるので、少量・短期で用いましょう。

硬直した筋肉をほぐし、柔軟にする作用があるのは、ケトン類、エステル類です。ケトン類は皮膚を刺激し、神経組織にダメージを与える働きもあるので、使用は少量にとどめ、長期使用は避けてください。ただし、前述したフェノール類とケトン類は、本書で示した処方の用量・用法であれば安全に用いることができます。

エステル類は筋肉のけいれんを抑える作用や鎮静作用も期待できます。そのうち鎮静作用がとくに強い酢酸リナリルは、真正ラベンダーに多く含まれています。痛みのストレスでもたらされる精神的な緊張の緩和にも、ラベンダーはたいへん有効な精油です。

消炎作用ではエステル類が抜群の効果を発揮します。とくにサリチル酸メチルは、組織にたまった発痛物質を排泄《はいせつ》する働きがあり、これを多く含むウィンターグリーンは、痛み治療に欠かせない精油です。サリチル酸メチルの香りは、みなさんがよくご存じの湿布のにおいです。なじみ深い香りは安心感をもたらすので、私はウィンターグリーンを多めに処方しています。ただし、ウィンターグリーンは決して内服しないでください。

そのほかケトン類、フェノール類、モノテルペン炭化水素類、アルデヒド類などにも優れた消炎作用があります。

アルデヒド類は一％以下の低濃度で用いたとき、もっとも消炎作用が強くなります。刺激性があるので、用量・用法をきちんと守りましょう。

鎮痛作用のある成分の代表格はエステル類です。前述のようにとくに酢酸《さくさん》リナリルは高い鎮静作用が期待できます。良質のラベンダーは酢酸リナリルを多く含んでいるので、値段や成分をよく確かめてから購入しましょう。

フェノール類の鎮痛作用も高く、バジルに含まれているメチルカビコールは強力な効果を発揮しますが、指定された用量を必ず守るようにしてください。フェノール類は局所の麻酔作用もあるので、痛み治療ではたいへん有用な成分です。

腎臓に働いて利尿を促す作用をもたらすのは、モノテルペン炭化水素類のα《アルファ》-ピネンです。また、アルコール類のセドロールは、静脈系のうっ血を改善します。α-ピネンを含むジュニパー、セドロールを含むサイプレスは、むくみやうっ血を取る最強のコンビといえます。

●心地よい香りとやさしい刺激が痛みを緩和

精油の薬効が作用して鎮痛効果をもたらすこと以外にも、アロマセラピーが痛みに有効な理由としてはさまざまな点が考えられます。まず、アロマセラピーによって脳内モルヒネの分泌が促進され、痛みをやわらげているのではないかと考えらます。

アロマセラピーが脳の活動に及ぼす影響については未知の部分が多いのですが、近年の研究で精油の芳香分子、なかでもとくにその人が好きだと感じる香りには、脳内モルヒネの分泌を促す働きがあることがわかってきています。脳内モルヒネは痛みを起こす物質に対して痛みをやわらげるように働く物質です。このような自ら作り出す鎮痛物質は、モルヒネに似ていることから脳内モルヒネとか内因性モルヒネなどと呼ばれています。

香りは、精油の芳香分子が信号となって、嗅《きゅう》神経細胞から脳につながる軸索《じくさく》を伝わって脳の嗅球《きゅうきゅう》、大脳辺縁系《だいのうへんえんけい》を経て視床下部《ししょうかぶ》へ達することは前述しました（一二三ジ《ペー》参照）。この香り信号が脳に伝えられる過程で脳の神経活動が刺激され、それによって苦痛をやわらげる脳内モルヒネの分泌が促されるのです。

コーヒーの香りや干したてのふとんのにおい、さわやかなレモンの香りをかいだときに、心地よい気分になることがありますが、これは自分の好きな香りや心地よい香り、なじみ深い香りが脳内モルヒネを分泌し、精神状態に影響を与えているからだと考えられます。

このようなことから、私は、精油の処方はできるだけいい香りになるように心がけています。たとえ痛みによく効く処方でも、不快な香りでは逆効果となる場合があるからです。

心地よい香り、好きな香りをかぐことで、脳から痛みを抑える指令が出され、脳内モルヒネの分泌が活発になるのです。後述する各処方も、患部に実際に塗布したときに香りのよさが実感できるように工夫してあります。効果的にアロマセラピーを行うためには、心地よい香りであることが条件だといえるでしょう。

次に、アロマセラピーの痛みに対する作用に「ゲートコントロール」とのかかわりがあります。ゲートコントロールとは痛みの強弱を調整しているしくみですが、アロマセラピーがこのしくみに働きかけ、痛みを軽減する効果をもたらすのだと考えられます。

ここでゲートコントロールについて簡単に説明しておきましょう。

私たちの体に痛みの刺激が加わると、その刺激は痛覚受容器というセンサーでキャッチされ、電気的な信号に変えられて末梢神経→脊髄《せきずい》→視床→大脳というルートをたどり、痛みとして感じ取られます。

たとえば、ひざを机にゴツンとぶつけたとき、「ゴツン」という刺激は、ひざの皮下にある痛覚受容器で信号に置き換えられたあと、足の末梢《まつしょう》神経から脊髄を遡《さかのぼ》り、視床へ送られ大脳に達したところで、「痛い！」と認知されます。

痛みが走り抜ける脊髄は痛みの伝達路にあたり、ここに痛みの強弱を調節するゲート（門）

があります。私たちが感じる痛みの強さは、このゲートの開き具合によって変わるのです。つまり、ゲートが開くと痛み信号はゲートを通って脳に伝わり、「痛い」と感じ、ゲートが閉まると信号はゲートを通り抜けることができず、脳に伝わらないので痛みは感じません。

同じ刺激でも、涙が出るほど痛いときもあればそれほど痛みを感じないことがありますが、このような違いはそのときどきのゲートの開き加減とかかわっています。ゲートの開閉によって痛みが調節されるしくみを、専門的には「ゲートコントロール理論」と呼んでいます。

ゲートを開けたり閉めたりする要素にはいくつかあり、「なでる・さする」などの心地よい物理的な刺激が体に加わると、ゲートが閉じて痛みをやわらげるように働きます。一方、針やピンで刺すような鋭い刺激は、ゲートを開いて痛みを感じるように働きます。

また、気分や心のあり方も、ゲートの開閉と密接にかかわっています。安心感ややすらぎ、親密さ、気分の高揚は、ゲートを閉じる（痛みを感じにくくなる）ように働き、不安、あせり、悲しみなどの感情は、ゲートを開く（痛みを感じやすくなる）ように働きます。

このように、精油の鎮痛作用はもとより、アロマセラピーの心地よい香りが脳内モルヒネを分泌させて痛みをやわらげ、さらに塗布やオイルマッサージのやさしい刺激が安心感や心地よさをもたらし、ゲートを閉じて痛みを感じにくくしているのです。

アロマセラピーは、以上のような要素がかかわり合って、痛みの除去に役立っているといえるでしょう。

痛みを抑制するしくみ

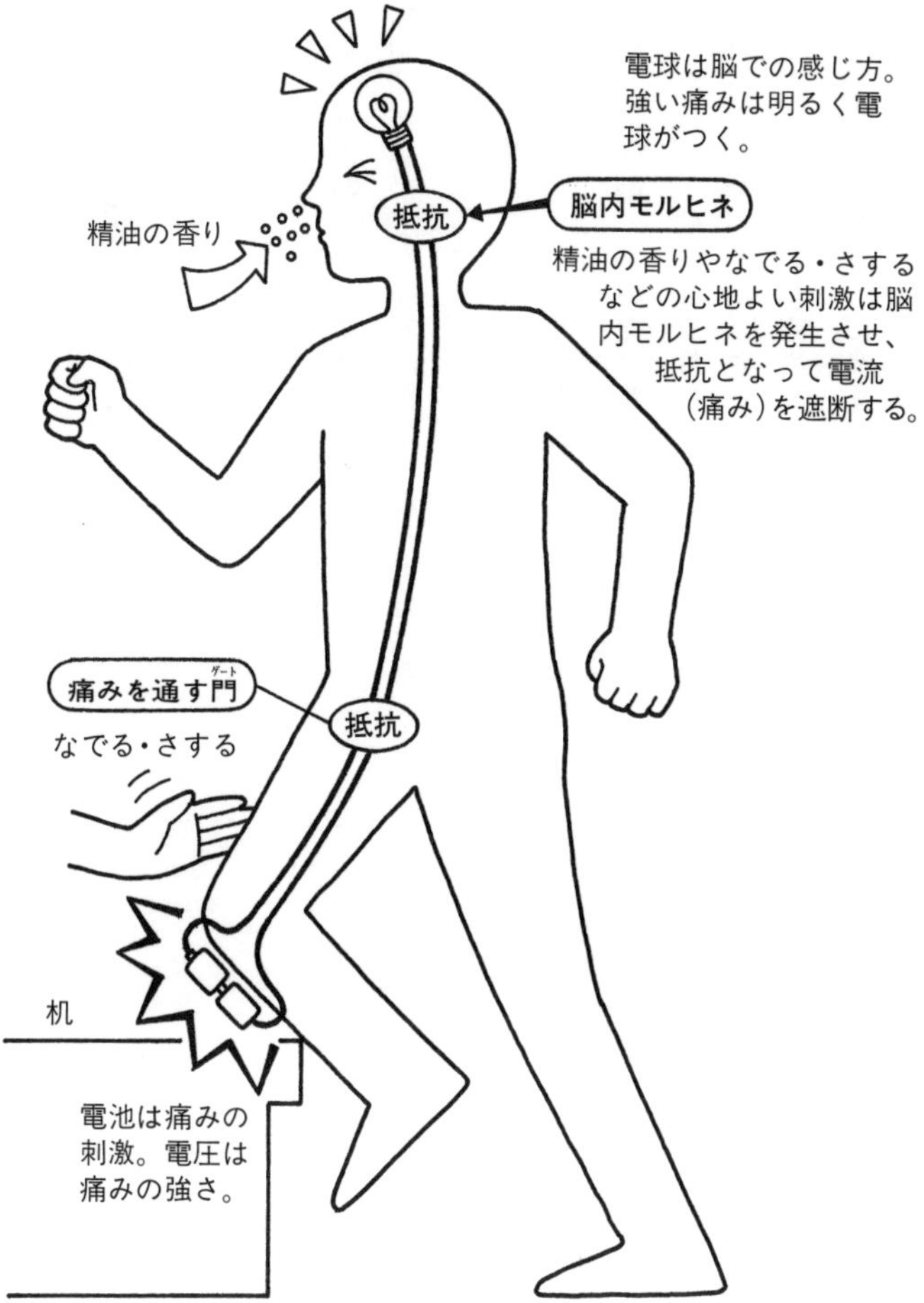
電球は脳での感じ方。強い痛みは明るく電球がつく。
脳内モルヒネ
抵抗
精油の香り
精油の香りやなでる・さするなどの心地よい刺激は脳内モルヒネを発生させ、抵抗となって電流（痛み）を遮断する。
痛みを通す門《ゲート》
抵抗
なでる・さする
机
電池は痛みの刺激。電圧は痛みの強さ。

症状別・痛みに効くアロマセラピー

●頭痛・肩こりに効くアロマセラピー

一口に頭痛といっても痛みの程度や現れ方はさまざまです。

頭痛をもたらす病気には、脳腫瘍《のうしゅよう》など重大な病気が潜んでいる場合もありますので、放置は禁物ですが、慢性の頭痛のほとんどは心配のない緊張型頭痛です。次いで偏頭痛《へんずつう》が多くみられます。また、前かがみの姿勢を長時間続けることや眼精疲労が頭痛の原因となったり、高すぎる枕、鎮痛剤の常用などが頭痛の要因として考えられます。

緊張型頭痛は、一般的に女性に多くみられる頭痛で、ストレスや過労、緊張が重なって起こる慢性の痛みです。後頭部や首の後ろにかけて締めつけられるような痛みを感じ、とくに夕方に痛みはひどくなります。また、こめかみなど側頭部が痛む場合もあります。

精神的な緊張がひじょうに高まると、頭部や頸《けい》部の筋肉が常に収縮し、血液循環が悪くなって、筋肉に乳酸《にゅうさん》という疲労物質がたまり、頭痛が起こります。これが長期間続くと、筋肉の痛みと収縮が反射的に行われるようになり、痛みが慢性化してしまうのです。

あまり深く物事を考えすぎる人は、緊張型頭痛を起こしやすいといえます。のんびりかまえてストレスをためないようにすることが最大の治療です。

また、頭痛は重度の肩こりによってもたらされます。肩は、首と腕をジョイントする部位であり、重い頭を持ち上げながら両腕の運動を支えています。したがって、首の後ろから肩、背中にかけて広がる僧帽筋《そうぼうきん》には、絶えず物理的な負担がかかっています。

その状態に加えて、デスクワークや長時間の運転といった無理な姿勢を続けると、肩の筋肉はますます緊張を強いられることになります。筋肉が緊張すると、筋肉内を通る血管が圧迫されて血液がスムーズに流れなくなり、乳酸などの疲労物質がたまります。こうして肩の張りや痛みなどの症状が現れるのです。

肩がこるとあまり肩を動かさなくなるため、筋肉はますます緊張して血行が悪くなります。その結果、乳酸がたまって慢性的に痛みを感じるという悪循環に陥ります。はじめは肩や首筋に限定されていた症状も、やがて頭痛や腕の痛みといった具合にダメージが広がっていくのです。

中高年以降では、骨の老化によって首の骨に変化が起こり、それが原因となることもあります。また、首の骨の間にある椎間板《ついかんばん》が変形して骨の外へはみ出してしまい、神経を刺激して肩こりや手足のしびれが起こることがあります。

頭痛・肩こりの処方箋

アロマセラピーは血行を促進し、筋肉の緊張をやわらげるのにひじょうに有効です。筋肉をほぐすスパイクラベンダー、血行を促すペパーミント、鎮痛作用のあるバジルを後頭部から首、肩など痛む部分に塗布するとらくになります。

また、入浴も血液循環をよくして疲労を取り去る作用があります。鎮静作用のある真正ラベンダーやプチグレン、リラックス作用のあるスイートオレンジなどの精油を使ったアロマバス、または吸入も有効です。

基本的なレシピは頭痛も肩こりも同じです。症状がとくにひどい場合は鎮痛作用のあるヨーロッパアカマツを加えます。

《レシピ①》塗布

バジル四滴、ペパーミント二滴、スパイクラベンダー二滴を一〇ミリリットルのホホバオイルで希釈し、一日三回患部に塗布します。

症状がひどい場合は、これにヨーロッパアカマツ四滴を加えます。

《レシピ②》アロマバス

スイートオレンジ一滴、ラベンダー二滴を浴そうに入れてよくかき混ぜて入浴します。

《レシピ③》吸入

痛みがひどくてイライラするときや疲れがたまっているときはバジル一滴、スイートオレンジ二滴をティッシュペーパーにたらして深呼吸を三回ぐらい行うとリフレッシュできます。

●五十肩に効くアロマセラピー

どこかにぶつけたわけでもないのに肩を上げることができず、髪をとかすこともワイシャツのボタンをはめることもできないという症状が中年以降に現れたら、五十肩が疑われます。五十肩、または四十肩と呼ばれる肩の痛みは、正式には「肩関節周囲炎《けんかんせつしゅういえん》」といい、肩関節を取り囲む組織の老化によって生じます。

肩関節の周囲にはさまざまな筋肉や腱《けん》、潤滑液の入っている関節包があります。肩が広い範囲を自在に動かせるのも、これらの組織が関節をしっかり支えているからなのです。

しかし、加齢とともに組織の弾力がなくなると、肩関節を動かすことで関節周囲に炎症が起こります。そのため肩の動きが悪くなり、腕を使うと痛むようになるのです。

肩が痛む期間はケースバイケースです。早ければ数週間で自然に治る場合もありますが、人によっては治るまでに一年以上かかることもあります。

私のクリニックでは、症状が現れたばかりの急性期は安静を保つとともに、神経ブロックを行って痛みに対処します。神経ブロックと並行して、消炎・鎮痛作用のある精油を数種類ブレンドしたオイルを患部に塗ると治癒が早まります。

五十肩の痛みには、消炎・鎮痛作用作用のあるウィンターグリーン、レモンユーカリ、抗炎症作用のあるヨーロッパアカマツ、シトロネラ、ペパーミントが有効です。

《レシピ》塗布

レモンユーカリ三滴、ウィンターグリーン二滴、ヨーロッパアカマツ二滴、ペパーミント三滴、シトロネラ二滴を一〇ミリリットルのホホバオイルで希釈し、一日五〜六回患部に塗布します。

●腰痛に効くアロマセラピー

腰痛の原因はさまざまですが、姿勢が原因の場合と腰椎《ようつい》（骨の部分の背骨）の変形によって起こる場合とがあります。一日じゅうコンピュータに向かう仕事や細かな手作業に従事していると、どうしても腰に負担がかかります。長時間同じ姿勢をとり続けていると、背中から腰にかけての筋肉の血流が悪くなり、疲労物質が筋肉組織にたまるようになるため、腰が重だるくなったり、痛みを覚えたりするようになるのです。

このような労作姿勢によって起こる腰痛は、日ごろのちょっとしたケアで症状はぐんと軽くなります。少なくとも一時間に一度は仕事の手を休め、腰痛体操やストレッチを行って腰の緊張を解きましょう。ストレッチはこまめにやると効果的です。

腰痛のためのアロマセラピーとしては、血管を拡張して血流を促す作用、筋肉の緊張をほぐす作用を持つ精油を利用します。マッサージやアロマバスで用います。

腰椎の変形で起こる腰痛については、「椎《つい》間《かん》板《ばん》ヘルニア」と「腰《よう》部《ぶ》脊《せき》椎《つい》管《かん》狭《きょう》窄《さく》症《しょう》」の項で詳説します。

腰痛の処方箋

腰が重い、だるい、痛いなどの症状には、血流増加作用のあるレモン、レモングラス、筋《きん》弛《し》緩《かん》作用のあるスパイクラベンダー、筋肉の炎症を抑え、鎮痛作用のあるウィンターグリーンなどが適しています。

就寝前にアロマバスやマッサージを合わせて行うと腰のこりや痛みが取れ、全身の疲労感も解消します。

《レシピ①》アロマバス

レモン一滴、スパイクラベンダー二滴を浴そうに入れ、よくかき混ぜて入浴します。

《レシピ②》マッサージ

レモン二滴、スパイクラベンダー四滴、レモングラス四滴、ウィンターグリーン二滴を一〇《ミリリットル》のホホバオイルで希釈し、患部をマッサージします。一日数回行います。

●椎間板《ついかんばん》ヘルニアに効くアロマセラピー

「ヘルニア」とは、「本来あるべき場所からはみ出してしまう」現象をいい、これが背骨（脊柱《せきちゅう》）の椎間板に起こったものを椎間板ヘルニアと呼びます。

背骨は一本の骨の柱ではなく、椎体《ついたい》（脊椎《せきつい》）と呼ばれる骨がいくつも連結してできています。この椎体と椎体の間にあって、背骨に加わるショックをやわらげるクッションの働きをしている円板状の軟骨《なんこつ》が、椎間板です。

椎間板の中心には、髄核《ずいかく》と呼ばれるゼラチン様のやわらかい組織があり、その周囲を線維《せんい》輪《りん》という強い組織が包んでいます。このように椎間板の内部が、頑丈かつ弾力性に富む構造になっているおかげで、背骨は全身の重量を支えながら、曲げたり伸ばしたりといった動作に耐えることができるのです。

ところが、激しい運動をしたり重いものを持ち上げたりしたときに、椎間板に負担がかかると線維輪に傷がつき、中から髄核の一部がはみ出してしまいます。はみ出た髄核が神経を圧迫し、腰に激しい痛みが生じたり、下肢《かし》（両脚）にしびれやこわばりが起こります。急性期では、あまりの痛みに身動きもできなくなる場合があります。

椎間板ヘルニアは、背骨のどこにでも起こる可能性があるのですが、頻発するのは腰椎のヘルニアで、二十～三十代の若い男性にとくに多くみられます。重いものをいきなり持ち上げたり、腰をひねったりという不自然な姿勢をとったときに、俗にいう「ぎっくり腰」として発症します。ぎっくり腰は腰の筋肉が原因でも起こりますが、ヘルニアが原因の場合は、腰痛のほか下肢の痛みやしびれなどが合併することがあります。

治療は安静を保つことを原則とし、痛みを取るために神経ブロックを行います。これに加えて消炎・鎮痛作用のある精油を何種類かブレンドして患部に塗布すると治癒が早まります。

椎間板ヘルニアの処方箋

筋肉の炎症を抑え、痛みをやわらげる作用がある精油には、レモンユーカリ、バジル、スパイクラベンダー、ウィンターグリーンなどがあります。局所麻酔作用のあるペパーミントは痛みをすばやく解消する効果が期待できます。

《レシピ》塗布

レモンユーカリ四滴、バジル二滴、スパイクラベンダー二滴、ウィンターグリーン二滴、ペパーミント二滴を一〇《ミリリットル》のホホバオイルで希釈し、一日三回患部に塗布します。

●腰部《ようぶ》脊椎管《せきついかん》狭窄症《きょうさくしょう》に効くアロマセラピー

脊椎管は背骨を上下に貫く管で、この中を脊髄《せきずい》が通っています。腰部脊椎管狭窄症は、老化などによって背骨が変形して脊椎管が狭くなり、管の中を通っている神経が圧迫されたり、血流の低下が起こって、腰や下肢に痛みやしびれ、脱力感、冷感が起こるものです。

中高年の男性に多くみられる病気で、ほんの数分歩いただけで両足が痛んだり、急激にしびれたりといった症状が特徴です。ちなみに、痛みのために短時間しか歩けなくなる状態を「間欠性跛行《かんけつせいはこう》」と呼びます。

下肢の痛みを取るには、圧迫されてむくんでいる神経を少しでも細くすることが必要です。また、血行を促して痛み物質がたまるのを防ぐことも大切です。

腰部脊椎管狭窄症の処方箋

サイプレスは浮腫《ふしゅ》（むくみ）を解消する作用があり、神経のむくみを緩和します。レモンやシナモンは、血管を拡張して血流を増やす作用があります。

《レシピ》塗布

レモン四滴、シナモン二滴、サイプレス四滴を一〇《ミリリットル》のホホバオイルで希釈し、患部に一日五〜六回塗布します。

●変形性膝関節症《へんけいせいしつかんせつしょう》に効くアロマセラピー

中高年以降、ひざの痛みを訴える人がたいへん多くなります。これは老化によってひざの内側の関節軟骨《かんせつなんこつ》がすりへってすべりが悪くなり、軟骨周囲の神経が刺激されたり、関節を覆《おお》っている滑膜《かつまく》が炎症を起こすためです。

初期には立ったり歩いたりするときや正座したときなどに関節が痛みます。症状が進むとひざに水がたまり、関節が腫《は》れたり変形を起こしたりして、関節の曲げ伸ばしがつらくなります。とくに階段の上り下りをするときに強い痛みを覚えるようになります。

変形性膝関節症の発生率は女性に圧倒的に高く、男性の約四倍に上ります。六十歳以降では八割以上の女性が膝関節の障害に悩んでいるといわれています。

ひざにかかる荷重《かじゅう》は、立っている状態では体重の四倍、しゃがむ姿勢では一〇倍、歩行時にはなんと一六倍にも達します。体重がふえるほどひざへの負担はふえるので、ひざ痛予防のためには標準体重を守り、肥満を防ぐことが大切です。

変形性膝関節症の処方箋

ウィンターグリーンやレモンユーカリは、組織の炎症を鎮める働きがあり、体の各所で起こる神経痛に対応できる便利な精油です。血行を促すペパーミントやバジルと合わせて膝関節の周囲に塗ると、優れた鎮痛効果を発揮します。

水がたまってひざがむくんでいる場合は、組織の浮腫《ふしゅ》（むくみ）を解消するヘリクリサムやユーカリデイビス、ジュニパーを併用します。

《レシピ①》むくみがない場合

レモンユーカリ六滴、ウィンターグリーン二滴、バジル四滴を一〇ml《ミリリットル》のホホバオイルで希釈し、一日数回患部に塗布します。

《レシピ②》むくみがある場合

レシピ①のベースオイルにヘリクリサム一滴、ユーカリディビス一滴、ジュニパー一滴を加えます。一日数回患部に塗布します。

●帯状疱疹《たいじょうほうしん》に効くアロマセラピー

帯状疱疹は、顔や胸、背中、腰、おしりなどの皮膚に、赤い水疱《すいほう》が神経に沿って帯状にできる病気です。子どものころにかかった水ぼうそうのウイルスが原因で起こります。

水ぼうそうのウイルスはたいへんしぶとく、病気が治っても一部は体内の神経節に潜伏し、ふだんはおとなしくしているものの、カゼや過労、ストレスなどで免疫力《めんえき》(病気に抵抗する力)が落ちたときに活性化し、強烈な痛みをもたらします。

ウイルスは表皮細胞内で神経に沿って増殖し、皮膚に粟粒《あわ》のような水疱を作って炎症を引き起こし、激烈な痛みとなって現れるのです。

ウイルスが潜伏するのは、主に三叉《さんさ》神経(顔面の感覚や運動を支配する神経)や肋間《ろっかん》神経(肋骨《ろっこつ》に沿って走っている神経)、座骨《ざこつ》神経(下肢の筋運動・皮膚感覚を支配する体の中でもっとも太く長い神経)などです。

通常は、抗ウイルス剤や鎮痛剤、ビタミン剤などを早期に服用することで三週間前後で治りますが、帯状疱疹で注意しなくてはならないのは、病中ではなくむしろ病後なのです。

炎症が治ったかのようにみえても、神経はウイルスによってずたずたに破壊されています。そのために「PHN」（帯状疱疹後神経痛）というやっかいな後遺症が長期にわたって残るのです。PHNの痛みは、帯状疱疹の痛みに勝るとも劣らないもので、わずかに衣服が皮膚に触れたり風が吹いたりしただけでも激痛が起こります。

抵抗力の落ちている中高年以降は、後遺症に狙われやすくなります。PHNを予防するカギは、なんといっても早期治療です。皮膚に異変や痛みを感じたときは、すぐに皮膚科を受診し、帯状疱疹と診断がついたら一刻も早くペインクリニックの治療を受けてください。神経ブロックを行うことで、PHNをシャットアウトすることができます。

帯状疱疹は免疫の低下が原因で起こります。医師の許可が出るまでは、きちんと休養をとりましょう。水疱が顔や目の回りにできた場合は、顔面神経マヒや視力障害などの後遺症を残すこともあるのでじゅうぶんな治療を受けておくことが大切です。

帯状疱疹の処方箋

ティートリー、ペパーミント、ラバンサラは、ウイルスに対して優れた殺菌力を発揮します。なかでもティートリーは強力にウイルスを排除します。免疫力を高める作用もあるので、帯状疱疹だけでなくさまざまな感染症に有効です。

　ラバンサラは抗菌作用と炎症を抑える作用を持ち、ティートリーとペパーミントには、局所麻酔効果があります。肌と衣服がこすれて起こる痛みなどを緩和する効果を発揮します。

　もしも神経痛が残った場合でも、鎮痛作用のある精油を使うことで痛みをやわらげることができます。真正ラベンダーは、痛みによって高まったストレスをやわらげ、気分をほぐす作用があります。レモンユーカリは炎症を鎮め、ペパーミントは局所麻酔の働きをして痛みを軽減します。

《レシピ①》塗布

　ティートリー八滴、ペパーミント四滴、ラバンサラアロマティカ四滴を、一〇《ミリリットル》のホホバオイルで希釈し、綿棒で患部に一日五回塗布します。皮膚の状態や体調、痛みの程度によって、濃度は調節してください。染みるようならホホバオイルの量を一〇～二〇《ミリリットル》の間で増量してください。

　このレシピのブレンドオイルを用いて二～三回患部に塗布するだけで、痛みやかゆみ、皮膚の違和感などが緩和されます。ほとんどの帯状疱疹に有効です。

《レシピ②》帯状疱疹の後遺症の場合

　ラベンダー四滴、ペパーミント四滴、レモンユーカリ四滴を一〇《ミリリットル》のホホバオイルで希釈し、綿棒で患部に一日五回塗布します。

精油を塗布するときは、決して患部に強くすり込まず、オイルを患部に置くような感覚で使用してください。帯状疱疹のように患部の神経が過敏になっている場合、皮膚に強い刺激を与えると、痛みを増幅させてしまうおそれがあるからです。

帯状疱疹に限らず、皮膚にトラブルがある場合はあくまで患部をいたわるように、やさしくオイルを使用するようにしてください。

●肋間神経痛《ろっかんしんけいつう》に効くアロマセラピー

肋間神経は左右一二対《つい》ある肋骨《ろっこつ》に沿って分布している末梢《まっしょう》神経で、ちょうど背中から胸部に向かって体を半周するように走っています。

肋間神経痛は、肋骨が広がって肋間神経を刺激するために生じる痛みで、深呼吸をしたり、大声を出したとき、またセキをしたときなどに背中から肋骨に沿って刺すような痛みを覚えます。

帯状疱疹の後遺症としても発症しますが、原因不明のものが多く、ほかに脊椎の病気や肺炎、肺ガン、狭心症《きょうしんしょう》など胸部の臓器の病気で誘発されることもあります。

痛みは数分で治まることもあれば、慢性的に続く場合もあります。いずれにしろ、肋骨の周辺に痛みがあるときは専門医を受診しましょう。痛みがあるときは、患部を冷やさないようにし、安静を心がけることも大切です。

肋間神経痛の処方箋

肋間神経痛の差し込むような痛みには、鎮痛作用のあるレモンユーカリやペパーミント、筋弛緩作用のあるマジョラム、消炎・鎮静作用のあるローマンカモミールが適しています。早い人では一週間あたりから徐々に痛みが軽くなっていきます。

《レシピ》塗布

レモンユーカリ二滴、マジョラム二滴、ペパーミント三滴、ローマンカモミール一滴を一〇ml《ミリリットル》のホホバオイルで希釈して、一日五～六回患部に塗布します。

●座骨神経痛《ざこつしんけいつう》に効くアロマセラピー

座骨神経は、臀部《でんぶ》（おしり）～大腿後面《だいたいこうめん》（太ももの後ろ側）～下腿《かたい》（ひざから足首までの後ろ側）～足に分布し、末梢神経の中では最長の神経です。

そのため、この神経が刺激されると、おしりから足に至る下肢《かし》（両脚）の広い範囲に痛みが生じます。座骨神経を刺激する原因は、椎間板《ついかんばん》ヘルニア、腰椎《ようつい》圧迫骨折、腰椎分離すべりなどさまざまな脊椎《せきつい》の障害があげられます。

座骨神経痛は神経痛のなかでもよくみられる病気で、とくに四十代から六十代にかけて多く発症します。症状の程度は人によって異なりますが、症状が進行すると、横になっていても下肢全体にしびれるような痛みが走り、セキやくしゃみさえつらくなります。

痛みがあるときは安静にし、らくな姿勢で休養します。患部を温めて痛みが治まる場合は温めてもかまいませんが、急性期は冷やすことが第一です。

神経痛全般にいえることですが、痛みがあるときは、アルコールや刺激物、タバコは避けたほうが安心です。

座骨神経痛の処方箋

座骨神経痛の治療では、筋肉の緊張をほぐすローズマリーカンファー、鎮痛作用のあるレモンユーカリ、消炎・鎮痛作用とともに筋肉をやわらかくする働きのあるバジル、神経の浮腫（むくみ）を解消するサイプレスが有効です。

ローズマリーカンファー三滴、レモンユーカリ三滴、バジル二滴、サイプレス二滴を一〇《ミリリットル》のホホバオイルで希釈して、一日五〜六回患部に塗布します。

●下肢静脈瘤《かしじょうみゃくりゅう》に効くアロマセラピー

下肢静脈瘤は、足の表面近くにある静脈がふくらんで筋状に曲がりくねったり、青黒い瘤《こぶ》になって浮かび上がったりする状態をいいます。血管の病気のなかでもっとも多く、とくに女性がかかりやすいという特徴があります。中年女性の六〇％はなんらかの静脈瘤があるといわれています。

下肢の静脈血は、引力に逆らって心臓へ戻っていかなくてはなりません。静脈弁は血液の逆流を防ぐための巧妙なしかけで、静脈の要所要所にあって血液を心臓へと流しています。

ところが、静脈弁がなんらかの原因でうまく機能しなくなると、静脈血が心臓に戻らず逆流したり、血栓《けっせん》（血液の塊）になって静脈にとどまったりします。この静脈にたまった血液が静脈瘤となるわけです。

初期にはこれといって自覚症状はありませんが、進行するに従って足がだるくなったり、むくんだり、重苦しくなったりといった不快な症状が現れるようになります。血液循環が悪いため、こむら返りが起こりやすくなったり、さらに進行すると、太ももやすねの内側、くるぶしの皮膚の表面に、静脈からもれた血液が茶褐色の色素となって沈着し、かゆみを伴う湿疹《しっしん》ができたりすることがあります。

静脈瘤は店員や看護婦、美容師など、立ち仕事にかかわる人がなりやすい病気です。長時間立ち続けると、重力の法則に従って血液は下方にたまります。静脈弁の働きが悪いと静脈瘤ができやすくなるのです。

また、妊娠を機に静脈瘤になる人も珍しくありません。赤ちゃんの成長につれて大きくなった子宮が、足のつけ根の静脈を圧迫して血流が悪くなり、発症します。

静脈瘤の予防として、立ち仕事に携わっている人や妊娠中の人は、一時間に一回程度、足のストレッチを行って下肢の血行を促すよう心がけましょう。

血管が浮き出るのを防ぐサポーターや医療用の弾性《だんせい》ストッキングを着用するのもおすすめです。寝るときに足もとにクッションなどを置き、足を高くして寝るのも効果的です。

下肢静脈瘤の処方箋

サイプレスに含まれるセドロールという成分は、静脈血やリンパ液の流れを促してうっ血を改善する働きがあり、静脈瘤の治療になくてはならない精油です。

これに腎臓の働きを活発にして利尿(尿の出をよくする)を促進し、むくみを改善するジュニパー、血管を拡張して血流を促すレモンも加えたブレンドオイルでマッサージを行うと、早い人では三週間ほどでむくみがなくなり、静脈瘤が目立たなくなります。

《レシピ》マッサージ

サイプレス四滴、レモン二滴、ジュニパー二滴、血栓のある場合は、血栓を溶かす作用があるヘリクリサム二滴を加え、一〇《ミリリットル》のホホバオイルで希釈して、足首から足の付け根に向かってマッサージします。

マッサージは静脈瘤を優しくなでるように、末梢から心臓に向かって血管に沿って行います。一日二回、起床時と入浴後にそれぞれ一五分程度行います。

アロマセラピーで痛みが治った！　体験報告

【頭痛】

三年来のつらい慢性頭痛がたった三週間で完治し再発もない

川崎由紀さん（二十八歳・女性）

私は三年ほど前から頭痛と肩こりに悩まされるようになり、整形外科で治療を受けていましたが、症状は一向に改善しませんでした。首や肩がいつも重だるく、頭は締めつけられるように痛み、とくに退社時間が近づくころにひどくなりました。

勤続八年目の会社勤めで次第に責任ある仕事を任されるようになり、そのストレスが知らず知らずのうちに頭痛となって現れていたのかもしれません。

治療を受けようにも、仕事が忙しくて休めないため、市販の鎮痛剤などでしのいでいましたが、鎮痛剤の服用量もだんだんふやさなければ効果も現れなくなってきていました。不安に思いながらも、そのまま放置していたのです。

慢性頭痛として半ばあきらめかけていたころ、アロマセラピーで頭痛が治せるということをテレビで知り、アロマセラピーを希望してカワバタクリニックを受診しました。

頭痛はストレスからくる緊張型頭痛と診断されました。また、首の両側から肩にかけて筋肉は硬直し、圧痛（圧《お》すと痛みを感じること）があるということでした。川端先生はブレンドオイルを処方してくれ、一日三回患部に塗布するように指導されました。

基本のブレンドオイルは、バジル四滴、ペパーミント二滴、スパイクラベンダー二滴をホホバオイル一〇《ミリリットル》で希釈したものです。症状が重かったため、最初の一週間はこれにヨーロッパアカマツ四滴を加えたブレンドオイルを処方されました。

アロマセラピーをはじめてからは、それまで頭痛や肩こりを感じるといつも使っていた鎮痛剤はできるだけ使わないように心がけ、アロマセラピーだけの治療に専念しました。

ブレンドオイルの香りはひじょうにさわやかで、クセがなく、香りをかぐだけでもリラックスすることができ、毎日オイルを塗るのが楽しみになるほどでした。

また、入浴時もアロマバスを行いました。使用した精油はスイートオレンジと真正ラベンダーです。

以上のようなアロマセラピーを二週間ぐらい続けたところ、あんなに悩まされていた頭痛があまり起こらなくなっていたことに気がついたのです。そして、三週間後には肩のこりも意識しなくなるまで回復していました。

経過が良好だったため、治療は終了しました。

アロマセラピーで長年の鎮痛剤をやめることができ、上手な気分転換法を身につけることができました。大好きなアロマバスをはじめ、アロマセラピーをこれからも続けながら、疲れを体にため込まないよう心がけていきたいと思います。


【五十肩】

激しい痛みが二週間で取れ肩が自由に動かせるようになった

岸田一郎さん（五十七歳・男性）

私は、一年半ほど前に右肩に突然痛みが走り、手を上に上げることができなくなりました。症状がどんどん進んで痛みが激しくなったため、鍼《はり》や整体、カイロプラクティックなどさまざまな方法を試みましたが、まったく効果がみられませんでした。

近くの整形外科を受診してレントゲン検査をした結果、肩関節周囲炎（五十肩）と診断され、内服薬、湿布薬をはじめ電気治療、肩関節への注射、リハビリなどあらゆる方法を試してみましたが症状は進行するばかりで、次第に右肩を動かせなくなってしまったのです。

そこで、知人の紹介でカワバタクリニックを受診しました。初診時、右肩の痛みで腕はほとんど動かせず、川端先生は「筋力がひじょうに低下していますね」といい、星状神経節《せいじょうしんけいせつ》ブロック療法とアロマセラピーの併用による治療をすすめられました。どんな治療も効果がなかったので、最初は半信半疑でした。

週に二回クリニックに通い、ブロック療法を受け、自宅では次のようなブレンドオイルを処方してもらい、毎日五～六回患部に塗布する治療をはじめました。処方されたブレンドオイルは、ウィンターグリーン二滴、ヨーロッパアカマツ二滴、レモンユーカリ三滴、ペパーミント三滴、シトロネラ二滴を一〇ミリリットルのホホバオイルで薄めたものでした。

ブロック療法とアロマセラピーの併用治療を二週間続けたところ、肩の痛みが軽くなってきていることに気づきました。そして、その後はブロック療法を中止してアロマセラピー単独での治療に切り替えることになりました。

アロマセラピー単独の治療に切り替えてから二カ月後には、肩関節の動かせる範囲が改善してきました。棚の上に手を伸ばしたり、ズボンの後ろポケットに入っているものを取り出せるまでになり、日常生活に支障がない程度にまで回復し、ひじょうに喜んでいます。これからもアロマセラピーで完治を目指したいと思っています。

【椎間板ヘルニア】

歩けないほどのぎっくり腰の痛みが二日で取れた

池田義之さん（三十五歳・男性）

私は、大そうじのときの無理な姿勢がきっかけでぎっくり腰になりました。腰の左側に激しい痛みがあり、歩くこともできないので、友人に抱えられるようにしてカワバタクリニックを受診したのです。

カワバタクリニックはアロマセラピーによる治療に定評があるため、私はぜひアロマセラピーでこのぎっくり腰を治してほしいと先生に申し出ました。即効的に痛みを取るためには神経ブロックが有効だとのことでしたが、どうしても腰に注射を打つことに抵抗感があったのです。

川端先生は、「レントゲン撮影で骨に異常がないので、アロマセラピー単独の治療を行ってみましょう。ただし、二日経って症状が改善しなかった場合、神経ブロックを行いましょう」といい、私もこれに同意して治療にのぞみました。

ブレンドオイルは、レモンユーカリ四滴、バジル二滴、スパイクラベンダー二滴、ウィンターグリーン二滴、ペパーミント二滴を一〇ミリリットルのホホバオイルで希釈したものでした。先生は、患部を圧《お》してみて痛みの強いところや筋肉が硬直しているところを中心にオイルを塗布しました。

このときの治療と同じブレンドオイルを処方され、自宅でも一日数回、患部に塗るように指導されました。

驚いたことに、オイルを塗布したその日の夜には寝返りが打てるようになったのです。翌朝には、ゆっくりですが立ったり座ったりができるようになりました。

アロマセラピーのあまりの即効性にびっくりし、歩けないほどのぎっくり腰だったのがうそのような回復ぶりでした。

そして、約束の二日後に通院したときには腰の痛みはほとんど取れていました。残った症状としては、背中の上方の筋肉の突っ張り感だけとなりました。

その後しばらくアロマセラピーを続けたところ、背中の痛みも完全に治り、治療は終了しました。

【腰《よう》部《ぶ》脊椎《せきつい》管《かん》狭《きょう》窄《さく》症《しょう》】

ブロック療法の併用で一〇年来の腰痛と両足のしびれが完治

岩本和夫さん（七十二歳・男性）

私が両足に異常を感じるようになったのは、一〇年ほど前からです。そのころから、一五分程度歩いただけでも両足がしびれてだるくなり、続けて歩くことができなくなってしまったのです。ただ、この症状も二～三分休憩すると消えてしまうため、歩くときは休み休み移動することでやりすごしていましたが、わずらわしさは募るばかりでした。腰の痛みと重さも不快でした。

とくに治療を受けることもなく、このような状態を五年ほど続けたところ、今度は五分程度歩いただけで、同じような症状が現れるようになりました。

そのうち、足のしびれは静止状態のときにも起こるようになりました。両足は常に軽くしびれており、両足先に冷感があり、皮膚の感覚がなくなってしまいました。

近所の整形外科医を受診したところ、腰部脊椎管狭窄症と診断されました。脊椎管の変形が進んでいたため、医師からは「年齢的にも治療は不可能」と宣告されたのです。

それからというもの、症状を悪化させないために大好きなゴルフをやめ、夏でも厚手の靴下を履いて対処していました。

ところが、足腰の異常以外はまったくの健康体です。なんとか趣味のゴルフを再開させたいと思い、神経ブロック療法を希望してカワバタクリニックを受診しました。

川端先生は、腰部硬膜外《ようぶこうまくがい》ブロック（神経ブロックの一種で脊椎《せきつい》に行う注射）を行いました。たった一度のブロック療法でしたが、その結果症状は軽快し、ゴルフも休み休みならできるまでに回復しました。

ただ、足先の冷感だけは一カ月ほどでもとに戻ったため、ブロック療法にアロマセラピーを併用する治療を行うことになりました。

処方されたオイルは、血流増加効果のあるレモン四滴とシナモン二滴、サイプレス四滴を一〇ミリリットル《ミリリツトル》のホホバオイルで希釈したものでした。これを両足先に一日三回以上塗るようにアドバイスされました。

アロマセラピーをはじめてから一カ月後、足先がぽかぽかと温かくなってきたことを実感するようになりました。夏場でも手放せなかった厚手の靴下から解放されたのです。

ブロック療法と自宅でも簡単に行えるアロマセラピーとの併用で、私の一〇年来の腰部脊椎管狭窄症による症状は完全に治ったのです。

これからは、腰をいたわりながらも、好きなゴルフを思う存分楽しもうと思っています。

【変形性膝関節症《へんけいせいしつかんせつしょう》】

精油の塗布だけで腫《は》れと痛みが取れ骨密度も改善した

神崎静子さん（六十五歳・女性）

私は三年前に右ひざが腫れて痛みを感じるようになりました。整形外科で右ひざにたまった水を抜きましたが、一時的に痛みはなくなっても完全に消えることはありません。さらに、二年後に右ひざの腫れが再発したため、また水を抜きました。腫れは引いたものの痛みは消えません。一年間この治療を行ってみましたが、ついに腫れも引かなくなって、膝関節の変形が目に見えて進んできてしまったのです。長年通った整形外科でも一向に症状がよくならないため、なんとか痛みだけでも取れないものかと、知人のすすめでカワバタクリニックを受診したのです。

初診時、左ひざにも腫れがあることを先生から指摘されました。思えば何年も右ひざの痛みをかばいながら歩いていたことが、左ひざの大きな負担となっていたようです。

ところで、カワバタクリニックを受診するときに、あらかじめ他院で両ひざの変形の度合いと骨粗鬆症《こつそしょうしょう》の検査を受けていました。その結果、骨粗鬆症が年齢相応に進んでおり、そのことを川端先生に報告したところ、ひざの痛みが骨粗鬆症がかかわっているかもしれないということでした。

なんとかひざの痛みを取りたいと思いましたが、私はこれまで何度も水を抜くための注射を膝関節に打っていたので、神経ブロックの注射をさらに打つことには抵抗感がありました。川端先生に相談したところ、アロマセラピー単独での治療を受けることになったのです。

先生は、変形性膝関節症の治療で膝関節の腫れがひどい場合は、まず腫れを取ることが先決だということで、むくみを取る作用のある精油を中心に処方してくれました。

ブレンドオイルは、むくみを解消するジュニパー一滴、ユーカリデイビス一滴、ヘリクリサム一滴、消炎効果のあるレモンユーカリ二滴、バジル一滴、ウィンターグリーン一滴、ペパーミント二滴を一〇ミリリットルのホホバオイルで希釈したものでした。

このブレンドオイルを、患部に一日数回塗ったところ、三週間で膝関節の腫れが引き、痛みがやわらいだのです。平坦な道路なら歩行にも支障がなくなりました。

次の治療として、痛みを取ることと骨粗鬆症の進行を止めるために、消炎・鎮痛作用のあるペパーミント、レモンユーカリに加えて骨の形成を助ける女性ホルモン様の作用を持つというクラリセージをブレンドしたオイルを処方されました。

六カ月後の骨粗鬆症の検査では、骨密度の改善がみられ、痛みも完全になくなっていました。つらかった階段の上り下りもらくに行えるようになりました。

【帯状疱疹《たいじょうほうしん》】

ひどい痛みと湿疹が三週間で取れ後遺症も消えた

菊池聡さん（七十二歳・男性）

ある日、突然おへその左側に湿疹ができているのを発見した私は、ただの湿疹だと思って放置していました。すると、二日ほど経つと湿疹は水疱となって背中まで広がり、激しい痛みを感じはじめたのです。近くの病院を受診したところ、帯状疱疹と診断され、抗ウイルス剤などの投薬治療を受けました。

この投薬治療の結果、水疱はへり、病気そのものは快方に向かっていましたが、患部に残ったままの強い痛みは消えず、痛みのため食欲はなくなり、睡眠障害にも陥っていました。痛みは消えず、体力がどんどん低下してきたため、主治医の紹介でカワバタクリニックを受診したのです。

川端先生は、「水疱はすでに乾いてかさぶたになっているのに、左下方の肋骨の激痛だけ残っているようですね。ＰＨＮを起こしている」といいました。帯状疱疹の後遺症で、きちんと完治させないと長期にわたって痛みが残るということでした。

抗ウイルス剤はすでにじゅうぶんな量を服用していたので、胸部《きょうぶ》硬膜外《こうまくがい》ブロックという注射を二度ほど受け、その後はアロマセラピーを主体とした治療を行うことになりました。処方されたブレンドオイルは、ティートリー四滴、ラバンサラアロマティカ二滴、ペパーミント二滴を四ミリリットルのホホバオイルで希釈したもので、一日、五～六回患部に塗るよう指導されました。

アロマセラピーをはじめた翌日からは、それまでの痛みがひじょうに軽くなったのを実感しました。そして、三週間後には湿疹はすべて消失しました。

その後、肋骨付近に若干の違和感が残っていることを訴えたところ、真正ラベンダー四滴、ペパーミント四滴、レモンユーカリ四滴を一〇ミリリットルのホホバオイルで希釈したブレンドオイルを処方されました。

このブレンドオイルを数日間肋骨に塗布したところ、肋骨に残っていた違和感もすぐに解消されました。

（九二ページ写真参照）

【肋間神経痛《ろっかんしんけいつう》】

肋骨のひどい痛みがアロマセラピー単独で二週間で消失

佐藤研一さん（六十七歳・男性）

私は右側の肋間神経痛を訴えて近所の病院を受診しました。内服薬と湿布を処方されましたが効果はみられず、痛みはひどくなるばかりでした。そのほか、鍼《はり》治療、カイロプラクティックなどを試してみましたが、変化はみられませんでした。

何をしても効果が現れないため、カワバタクリニックで星状神経節《せいじょうしんけいせつ》ブロック（のどの星状神経節に麻酔薬を注射し痛みを止める療法）や肋間神経痛ブロックなどの治療を受けましたが、それも思うような効果は得られませんでした。ブロック療法を数回試みても変化がみられなかったため、アロマセラピー単独の治療に完全に切り替えました。

処方されたブレンドオイルは、レモンユーカリ二滴、マジョラム二滴、ペパーミント三滴、ローマンカモミール一滴を一〇ミリリットル《ミリリツトル》のキャリアオイルで薄めたものでした。これを肋骨の下方を中心に一日五～六回塗るようにしたところ、アロマセラピーを開始して一〇日目には痛みが軽快し、一三日目には痛みが完全に消失していました。

【座骨神経痛《ざこつしんけいつう》】

ヘルニアの再発による歩けないほどの痛みが一〇日で回復

田中千鶴さん（七十七歳・女性）

私は一二年前からおしりの後部（座骨部）に痛みを感じるようになりました。その痛みが急に強くなったのは一〇年前のことでした。とくに強い痛みを感じたのはおしりの右後部で、整形外科を受診したところ腰部椎間板《ようぶついかんばん》ヘルニアと診断され、手術を受けました。

術後、痛みは軽くなったものの、翌年には同じ部位に座骨神経痛が再発し、症状は前回より重く、痛みのために歩行困難になってしまいました。

整形外科で再度手術を希望したところ、同じ部位を二度手術することはできないと医師にいわれ、両わきを家族に抱えられるようにしてカワバタクリニックを受診したのです。

当時は、おしりの右後部から足にかけての痛みがひどく、寝返りを打つことすらできないため、睡眠もじゅうぶんにとれずにいました。体力はひじょうに低下していました。

川端先生からは、「ヘルニアの術後なので体への負担を考えて神経ブロックは行わず、アロマセラピー単独での治療をしましょう」といわれ、私もそれに従いました。

ブレンドオイルは、ローズマリーカンファー三滴、レモンユーカリ三滴、バジル二滴、サイプレス二滴を一〇《ミリリットル》のホホバオイルで希釈したものでした。これを一日五～六回患部に塗るように指導されました。もちろん、自分では行えないので、先生は家族にやり方を指導してくれたのです。

アロマセラピーをはじめた翌日から痛みが軽くなり、夜はぐっすり眠れ、一〇日を過ぎたころにはさらに痛みが軽くなりました。そして、つえを使ってですが一人で外出できるほどになりました。現在では近所へ外出したり買い物に出かけたりするぐらいなら、つえなしでもできるほど回復しています。

【下《か》肢《し》静《じょう》脈《みゃく》瘤《りゅう》】

産後現れた足の重だるさが一週間で取れ静脈瘤も改善

秋本めぐみさん（三七歳・女性）

私は、第二子を出産した直後から右の足にふくらんだような血管が浮き上がるようになりました。外科を受診したところ、静脈瘤と診断されました。

しばらくすると静脈瘤は左足にも現れるようになり、足がひじょうにだるく感じるようになりました。

静脈瘤の治療として弾性ストッキングをはいたり体操やマッサージなどを行ったりしましたが、思うように効果が現れなかったので、アロマセラピーで静脈瘤の治療をしているというカワバタクリニックを受診したのです。

初診時は、主に右足に血管の瘤《こぶ》が浮き上がって、ところどころ血腫《けっしゅ》（内出血して血液が一カ所に大量にたまって盛り上がること）もできていました。

アロマセラピーは静脈瘤にひじょうに有効だということで、次のようなブレンドオイルを処方されました。サイプレス四滴、ジュニパー二滴、レモン二滴を一〇《ミリリットル》のホホバオイルで希釈したブレンドオイルを一日五回、患部に塗って様子をみたのです。

アロマセラピーをはじめてから一週間後には、足のむくみと重だるい感じが取れ、三カ月経過するころには、もっとも気になっていたみみず腫《ば》れのように浮かび上がっていた静脈瘤も目立たなくなりました。

途中休止することはありましたが、アロマセラピーの治療を二年ほど続けたところ、現在では外見上も静脈瘤は消え、だるさなどの症状も完全に消失しました。

コラム②：用量・用法は厳守する

ウィンターグリーンやバジルは、痛みに効く処方で用いますが、使用上注意が必要な精油です。ウィンターグリーンは大量に誤飲するとひじょうに危険で、抗凝固剤との併用も厳禁です。脳梗塞《のうこうそく》や肺梗塞、心筋梗塞の既往がある人で投薬を受けている人は使わないようにしてください。乳幼児や小児への使用もできるだけ避けましょう。

同様に、バジルも大量に使うと肝臓ガンの危険因子となることが動物実験でわかっています。どちらも本書の用量と用法を守って使えば問題ありません。

ウィンターグリーンに含まれるサリチル酸メチルの量や、バジルに含まれるメチルカビコールの量を知らないで使うと、もしも事故が起こったときに原因を特定することができないため、ひじょうに危険です。蒸留したロットごとの成分分析表がついている精油を使えば、万一、接触皮膚炎が起こったとしても原因物質がすぐにわかるのです。安全にアロマセラピーを行うポイントは次のとおりです。

(1)指定されたメーカーの精油の用量・用法を守る、(2)二週間程度使用しても効果がみられない場合は医師に相談する、(3)使用前に必ずパッチテストを行う、(4)使用によりかゆみや湿疹など異常が現れたらただちに医師に相談する

アロマセラピーによる治療経過

アトピー性皮膚炎の改善例

【症例1】石田聡美さん（42歳・女性）136㌻参照

37歳のときに発症。ステロイドを中断し、温泉療法をはじめてから症状が悪化。ティートリー12滴、真正ラベンダー10滴、ローマンカモミール６滴、ジャーマンカモミール６滴、ブラックスプルース４滴を50mlのホホバオイルで希釈したブレンドオイルを全身に塗布する。

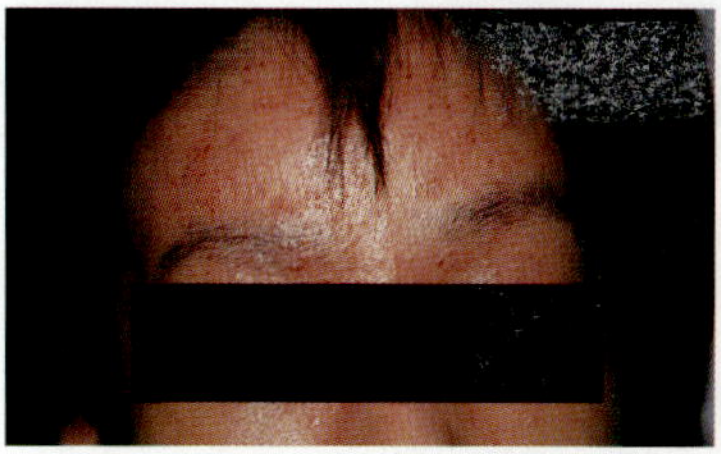

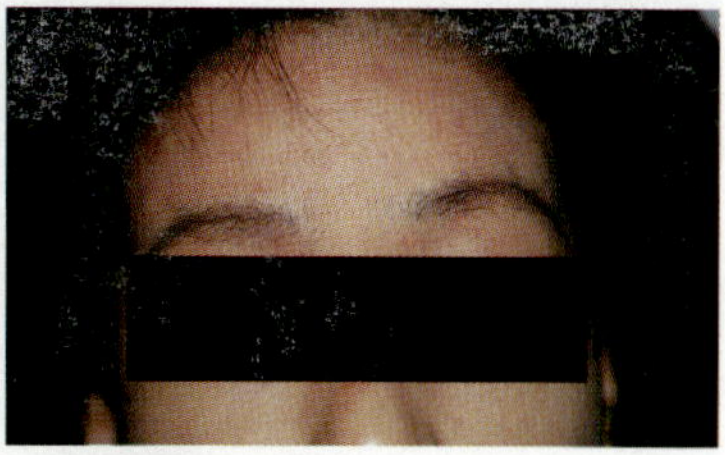

１カ月後にはリバウンドもなく症状はほとんどなくなった。

【症例2】渡辺良くん（5歳・男性）138㌻参照

生後１歳で発症。ティートリー10滴と真正ラベンダー８滴を50gのワセリンに混ぜた軟膏を１日数回塗布。さらにローマンカモミール５滴を追加したところ、3週間目からは就寝中にかきむしることがなくなった。

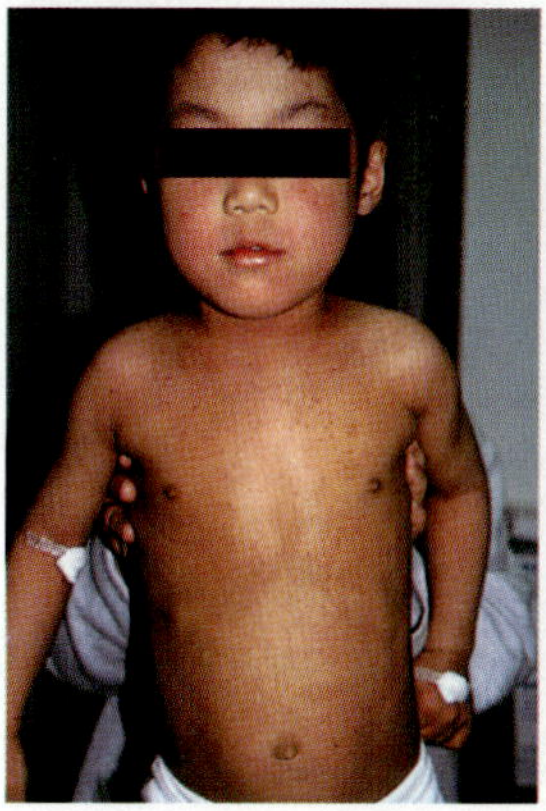

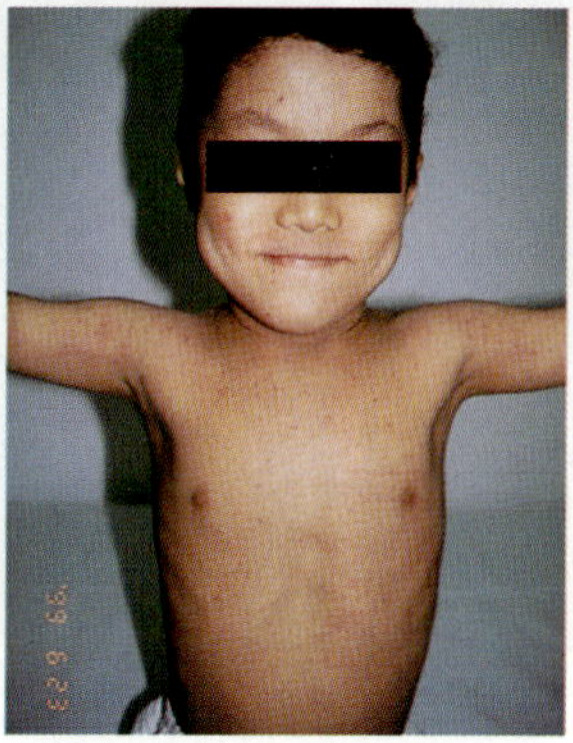

1カ月後にはステロイドの外用薬もアロマ軟膏もともに必要ない状態まで改善した。

【症例3】坂本由希子さん（32歳・女性）140ページ参照

子どものころに発症し、15歳ごろまでステロイドを使用したが中断。その後ひどいリバウンドを起こす。ティートリー20滴、真正ラベンダー15滴をホホバオイル50mlで希釈したブレンドオイルを、顔を中心に全身に塗布。

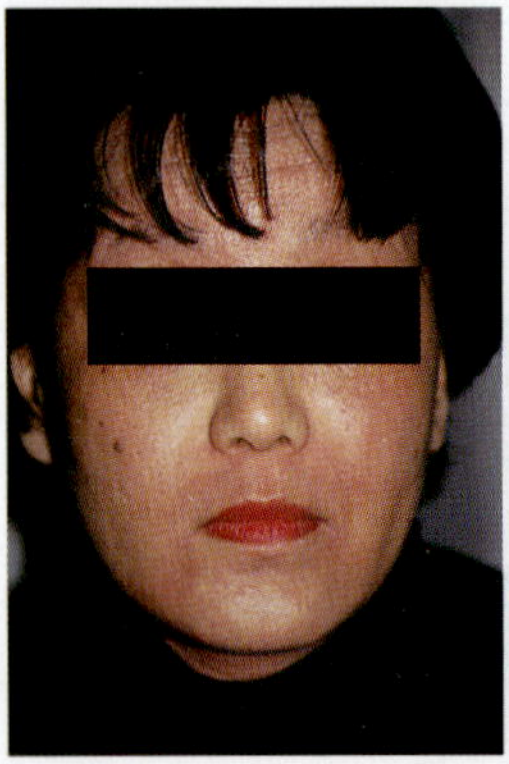

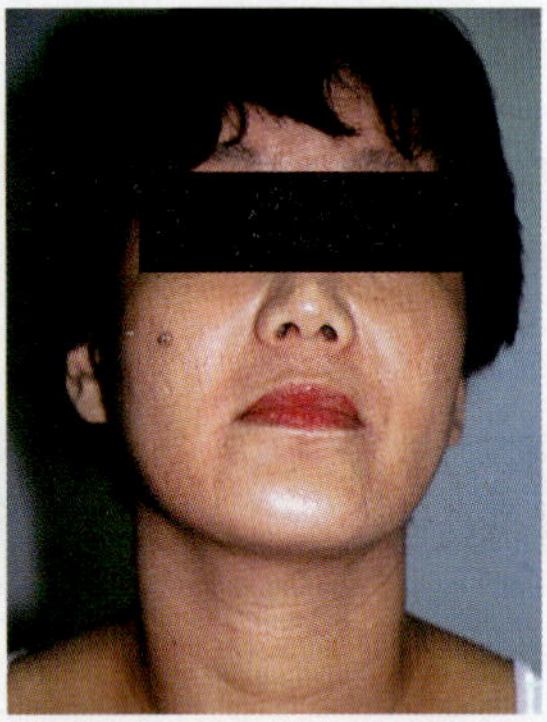

2週間後には皮膚の炎症も軽快し、支障のない状態にまで回復。

【症例4】A・Tさん（25歳・男性）

中学生ごろに発症し、ステロイドを長期使用していた。ティートリー20滴、真正ラベンダー15滴をホホバオイル50mlで希釈したブレンドオイルをとくに症状の強い両腕からひざの裏を中心に塗布。

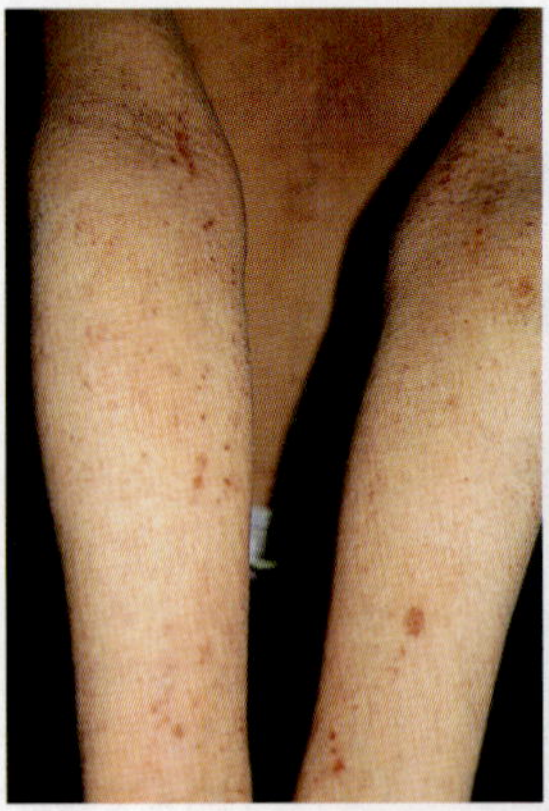

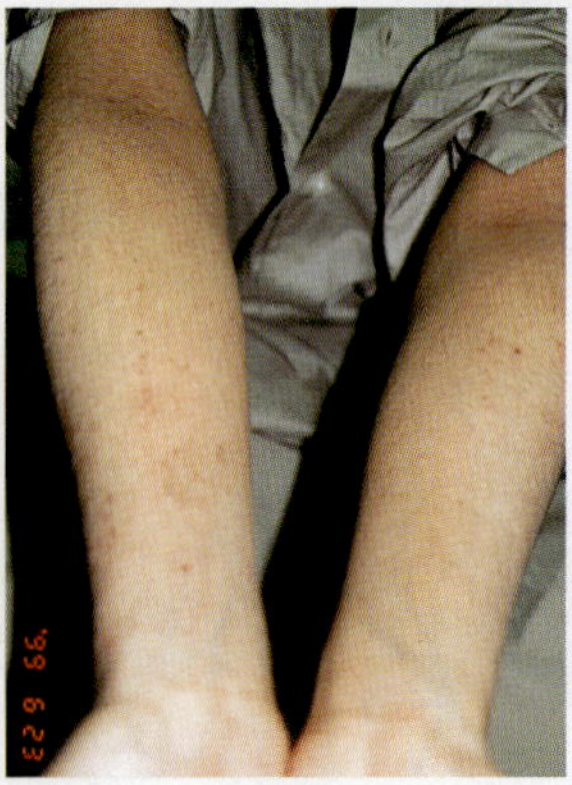

2週間後にはかゆみと炎症がともに治まり、皮膚の状態が回復。

そのほかの病気の改善例

【症例5・じんましん】中井洋子さん（25歳・女性）146ページ参照

子どものころに発症し、15歳ごろまでステロイドを使用したが中断。その後ひどいリバウンドを起こす。ティートリー20滴、真正ラベンダー15滴をホホバオイル20mlで希釈したブレンドオイルを、背中を中心に全身に塗布。

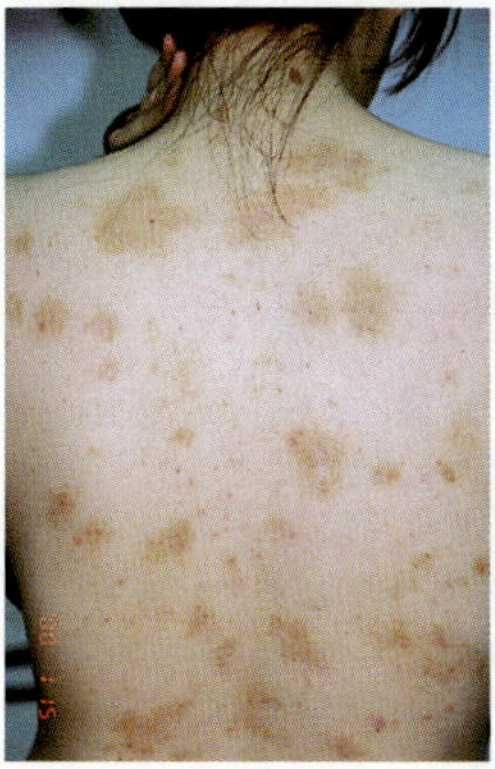

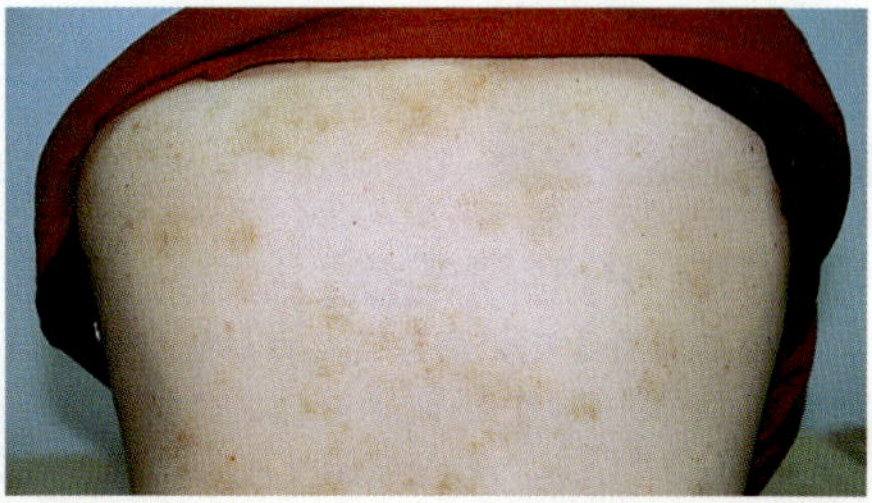

3カ月後にはかゆみはほとんどなくなり、じんましんの色が薄くなった。ステロイドも中止することができた。

【症例6・じんましん】S・Rさん（27歳・女性）

１年前に顔だけでなく全身に湿疹が出現。真正ラベンダー１滴、ローマンカモミール１滴を５mlのホホバオイルで希釈したブレンドオイルを１日４～５回とくに状態のひどい顔面に塗布。

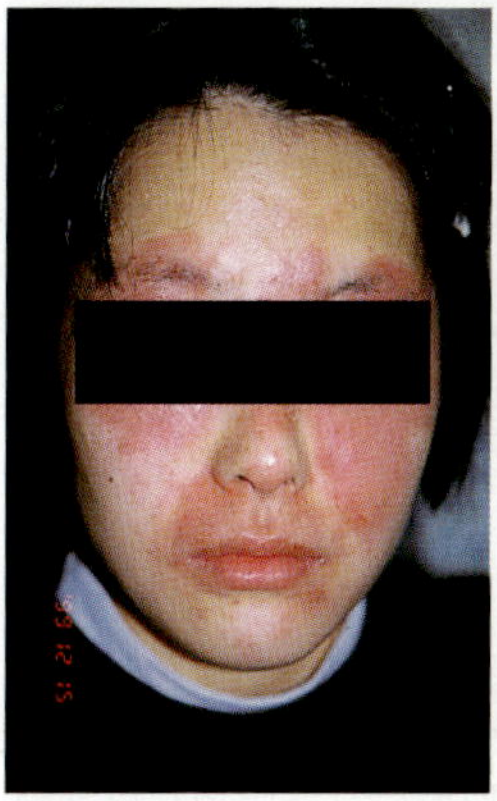

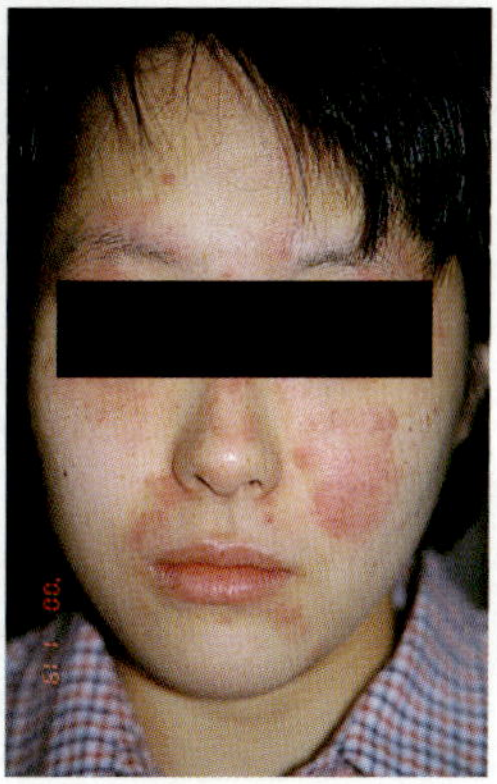

１カ月後にはじんましんがかなり目立たなくなった。

【症例7・水虫】高田カオルさん（27歳・女性）148ページ参照

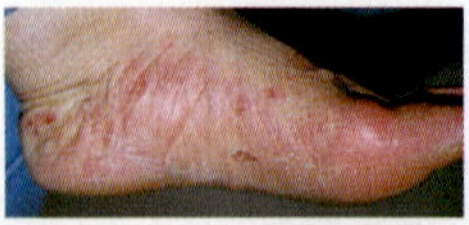

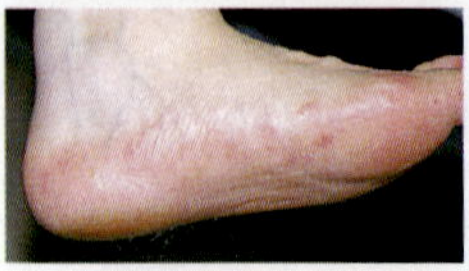

５年前に発症した両足のつめと足全体の水虫。市販の水虫薬を塗ってもなかなか改善しない。ティートリー３滴、ゼラニウム３滴、ラバンサラアロマティカ３滴を10mlのホホバオイルで希釈したブレンドオイルを１日５～６回患部に塗布。

３カ月後にはかゆみもつめの変色も完全になくなり、以後再発はしていない。

【症例8・円形脱毛症】三沢佐知子さん（35歳・女性）150ページ参照

２年前に円形脱毛症を発症して２カ月後に頭髪がほとんど抜け悪性脱毛症に進行。神経ブロック療法を３カ月続け、アロマセラピーに切り替えた。ローズマリーカンファー12滴、レモン10滴、ペパーミント10滴をエタノール５ml、精製水５mlで希釈したものを１日２回頭部に塗布。

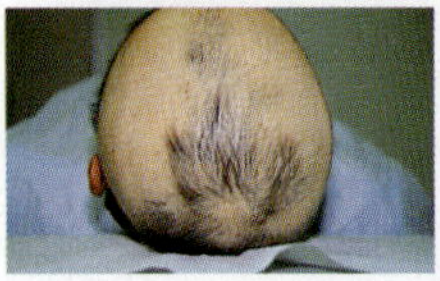

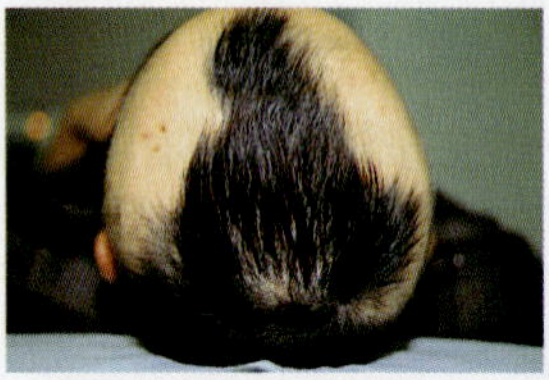

８カ月後には頭皮に黒い毛がだいぶ生えそろうところまで回復。

【症例9・帯状疱疹】菊池聡さん（72歳・男性）82ページ参照

左腹部に帯状の湿疹が出現。湿疹は背中にまで広がり、激しい痛みがあった。胸部硬膜外ブロック療法を２回施行後、アロマセラピー単独の治療を行う。ティートリー４滴、ラバンサラアロマティカ２滴、ペパーミント２滴を４mlのホホバオイルで希釈したブレンドオイルを１日５～６回患部に塗布。痛みは翌日に消えた。

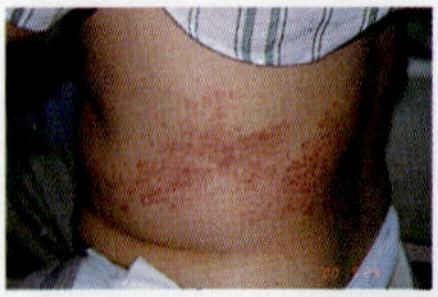

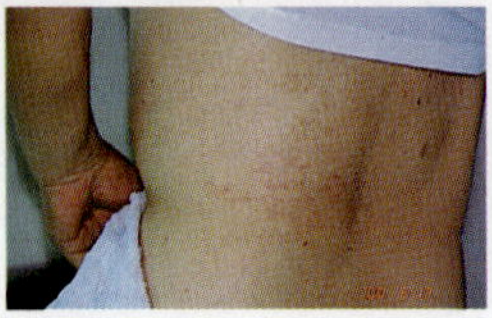

３週間後には湿疹がすべて消失し、肋骨付近に若干の違和感が残るものの、日常生活には支障がない状態にまで回復した。

第2章

アロマセラピーでかゆみは治せる

解説
田水智子
池田回生病院皮膚科医師

かゆみをいやす精油の薬効

●肌を保護する皮膚の働き

皮膚は体を包み、外界との境となる臓器です。その働きは環境の変化や外界の刺激から体を守り、体内の生命活動を支えることにあります。寒いときは立毛筋《りつもうきん》を縮めて（いわゆる鳥肌が立つ状態）体温の低下を防ぎ、気温が高くなれば汗を出して体温の上昇を防ぎます。私たちの体の約七割は水分ですが、皮膚には組織や細胞の活動に必要な水分を外に逃がさないで保つという働きもあるのです。

さらに、皮膚には外界の情報を知覚して脳に伝える働きもあります。皮下には神経線維《せんい》が網の目のように張り巡らされており、神経の端には外界から加わった刺激をキャッチする感覚受容器（レセプター）が備わっています。熱さを感じる温覚、冷たさを感じる冷覚、痛みを感じる痛覚、ものに触れた感じをつかむ触覚などの感覚は、受容器から神経線維を通って脳の中枢に伝わります。皮膚のさまざまな働きのなかでもとくに大切なのは、外界に浮遊し

皮膚のしくみ

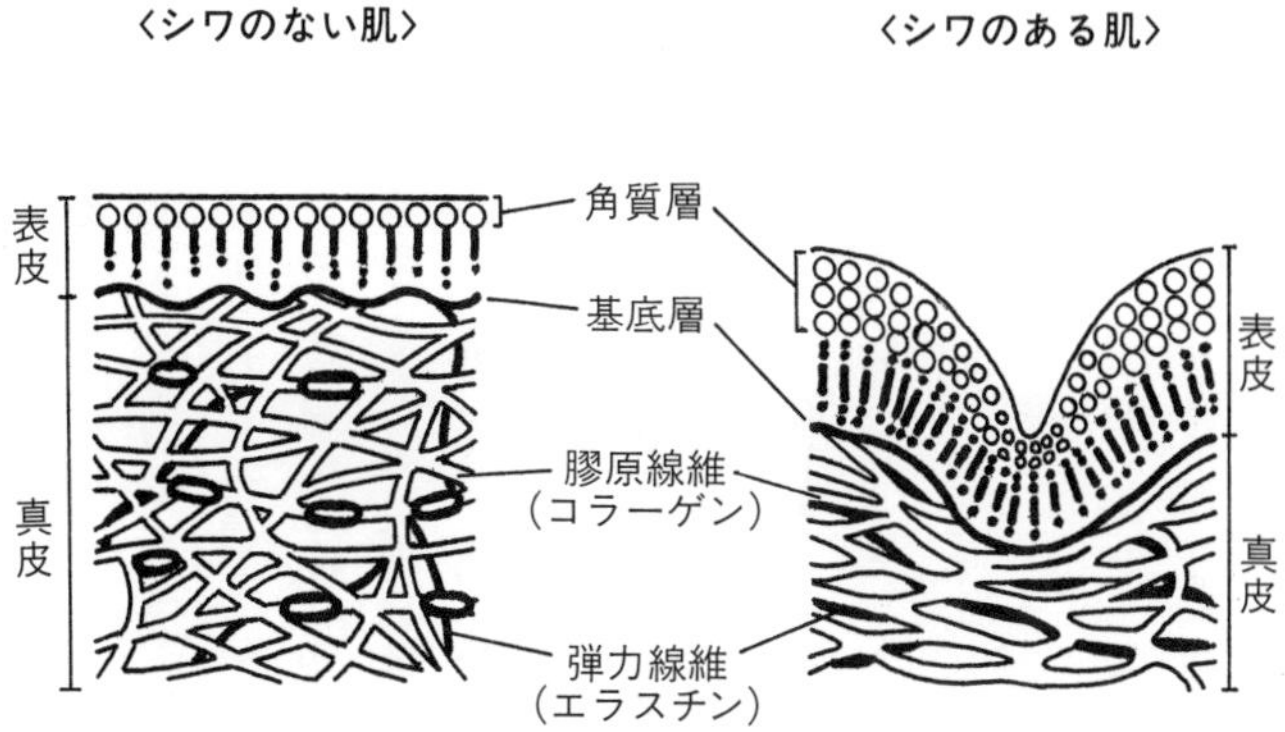

ている異物やウイルス、細菌、紫外線などの侵入を防ぐバリアとしての働きです。

皮膚は表面から表皮・真皮・皮下組織の三つの層からできています。表皮の厚さはわずか二〇ミクロンです。このラップフィルムほどの薄い組織の最上層にある角質層は、異物を通しにくい構造をしているうえに、微生物の侵入をブロックする弱酸性の脂肪膜で覆《おお》われています。

表皮の最下層には、皮膚の色素を作るメラノサイトという細胞があり、紫外線が降り注ぐとメラニンという茶褐色の色素を作って皮膚を覆い、紫外線の害を防ぎます。

シミやそばかすも、皮膚が生体を守った結果もたらされたものなのです。

●かゆみの除去が治療目標

このように強靭《きょうじん》にみえる皮膚ですが、ほかの臓器と同様、体の内外の変化を受けてさまざまな病気にかかります。たとえば、糖尿病が進むと皮膚に潰瘍《かいよう》や壊疽《えそ》ができやすくなり、内臓に悪性腫瘍《しゅよう》ができると皮膚にも症状が現れます。

また、外部の刺激が強すぎたり長期に及んだりする場合は、皮膚のバリア機能が役に立たなくなり、皮膚そのものが傷ついて病気をもたらします。ウイルスや細菌、カビも絶えず皮膚に侵入する機会をねらっており、少しでも皮膚のバリア機能が衰えると、すかざす悪さをします。水虫は真菌《しんきん》が、ニキビはアクネ菌が原因で引き起こされます。

また、アトピー性皮膚炎のように皮膚のバリア機能が落ちる病気では、炎症部分に黄色《おうしょく》ブドウ球菌やカビが巣くって症状を悪化させるのです。

このように、皮膚病は、原因によってさまざまな種類がありますが、かゆみを伴うもの、痛みを伴うもの、できものができるもの、皮膚の変色が生じるもの、無症状なものなど、症状によって大別されます。

私の診療経験で感じることは、やけどなどを除いて患者さんがもっとも苦しむ皮膚の症状は、かゆみではないかということです。皮膚病の多くは湿疹《しっしん》や炎症、水疱《すいほう》を伴い、これらには慢性的なかゆみがあります。治療を行ってもなかなか症状を取り除くことができないのが実情なのです。これは、かゆみが起こるしくみとかかわっています。

皮膚科の定義では、かゆみは「引っかきたくなる不快な感覚」です。この不快な感覚は、皮膚の表皮にある神経線維の末端についている受容器（レセプター）で知覚されます。かゆみの刺激が受容器に伝わると、その刺激は神経線維を通って脳の中枢へ届き、「かゆい」と感じるのです。

かゆみを感じるルートには二つあり、一つは皮膚表面から直接受容器に刺激が加わって起こるかゆみです。起毛した衣類や猫じゃらしのような植物に触れたとき、また皮膚表面に微生物が繁殖したときなどに起こるかゆみです。たとえば水虫で足がかゆい場合、かゆみの原因は皮膚表面で繁殖している真菌にあります。したがって、真菌を殺してしまえばかゆみを取り除くことができるのです。

もう一つのルートは、アレルギー反応で体内にかゆみ物質が放出され、この物質が受容体を刺激して生じるかゆみです。

治療が難しいのは、このアレルギー反応で生じるかゆみや、体の内部から生じるかゆみなのです。

●困難なアレルギー疾患の治療

私たちの体には空気中に浮遊するウイルスや細菌、化学物質の侵入を拒む働きが備わっています。この異物を排除しようとする反応が過激に起こる現象をアレルギー反応といいます。

アレルギー反応の原因となる異物を抗原《こうげん》（アレルゲン）といい、体内に抗原が入ってくると体はIgE抗体《こうたい》（免疫グロブリンE）という抗体を作り、抗原を無毒化しようとします。アレルギー反応はこの抗原と抗体、そしてマスト細胞（肥満細胞）がかかわって起こります。マスト細胞は全身に分布していますが、アレルギーで問題になるのは、皮膚や粘膜など外界と接している部分にある細胞です。

IgEはマスト細胞の表面にくっついており、侵入してきた抗原と結びつきます。その刺激でマスト細胞の細胞膜が壊れ、細胞内部に蓄えられていたヒスタミンやロイコトルエンなどの炎症物質が周囲にどっと放出されるのです。ヒスタミンはかゆみを感じる受容体を刺激し、猛烈なかゆみを起こさせます。

また、ヒスタミンには局所の毛細血管を広げ、血管壁を薄くする働きがあり、薄くなった血管壁から血液の液体成分が漏れ出します。漏れた部分は水分をもって腫《は》れ、浮腫《ふしゅ》（むくみ）を作り、血管が広がるとその分血液の流れる量が多くなるため、皮膚表面は赤く見えます。これが炎症と呼ばれる状態です。

アレルギー反応がもとで起こるかゆみには、ヒスタミンの働きを抑える抗ヒスタミン剤や、アレルギー反応を抑えマスト細胞のヒスタミンの放出を防ぐ抗アレルギー剤、患部の炎症を抑えるステロイド剤を用います。

一見、これらの薬で原因が取り除かれたかのように見えますが、それでもかゆみが治まらないことがあります。また、薬を中止したとたん、かゆみがぶり返すことも少なくありません。

虫刺されや真菌の感染などと違い、アレルギー反応は体内の複雑なメカニズムがかかわって起こるため、原因をすべて取り除くことが難しく、反応の起こり方にも個人差があるため、「かゆみにはこれが決め手」という有力な治療法が確立されていないのが実情です。

●ステロイド代替作用のある画期的な治療法

現在行われている治療に決定打がない以上、私はかゆみを取り除くためにあらゆる可能性を試みる必要があると考えていました。とくに、アトピー性皮膚炎に対しては、一日でも早く有効な治療法を見つけたいと思っていました。

外来診療で診《み》る患者さんは一日に五〇～九〇人に上ります。そのうち半数以上はアトピー性皮膚炎の患者さんです。「気が狂うようなかゆみ」「骨までかゆい」という患者さんの訴えを聞くにつけ、また炎症で真っ赤に腫れ上がった顔や手足を見るにつけ、なんとかしなければという思いが募るのです。

そこで試みたのがアロマセラピーでした。治療に導入してからまだ二年ですが、かゆみや炎症に対する精油の効果はじゅうぶんに満足できるものだと思います。私が行っているのは、精油をホホバオイルで希釈《きしゃく》するか、ワセリンに混ぜて皮膚に塗る方法です。この方法では精油の薬効成分が皮膚と鼻粘膜から同時に吸収されるため、有効成分の血中濃度からみても薬を飲んでいるのと同じ効果が期待できると考えられるのです。

アロマセラピーは、単独治療を希望する患者さんを除いて、基本的に通常の治療の補助療法として行います。

外来では患者さんの症状に応じて、基本の処方に少しずつアレンジを加えています。たとえば、患者さんがかゆみでイラ立っているときは、鎮静作用のある真正ラベンダーを増量したりするなどの工夫をします。このように、症状の個人差に合わせて精油を加減しながら調合する点は、漢方薬の処方と似ているかもしれません。

たとえば、かゆみや炎症、赤み、腫れに優れた効果を発揮するのは、ブラックスプルースとヨーロッパアカマツです。マスト細胞からのヒスタミンの放出を抑えるのはジャーマンカモミール、マスト細胞からのヒスタミンの放出を抑えるのは、ローマンカモミールです。前述の真正ラベンダーはかゆみが原因のイライラを抑えるのに効果的です。

アロマセラピーは、基剤《きざい》（植物油やワセリン、エタノール、ローションなど）にこれらの精油を混ぜ合わせることで、さまざまな薬効を同時に得ることができます。つまり、一つの軟膏《なんこう》でかゆみや炎症、赤みなどのさまざまな症状に対応できるというひじょうに大きなメリットがあるのです。

通常の皮膚科の治療では、抗ヒスタミン剤、抗アレルギー剤、ステロイド剤（抗炎症剤）の内服薬、かゆみ止めの外用薬、睡眠薬（かゆみで眠れない人に処方する）など、何種類もの薬を飲んだり塗ったりしなくてはなりませんが、アロマセラピーを併用することでこのような薬をへらすことができ、患者さんの心身への負担を大幅に軽くすることができます。精油の軟膏は無色透明で目立たないので、外出するときにも支障がありません。

ところで、アトピー性皮膚炎に限らず皮膚科の治療では、炎症を抑えるステロイド剤への使用に抵抗感を持つ患者さんが少なくありません。

皮膚病に有効な成分を持つ精油を数種、うまく組み合わせることで、かゆみや炎症を抑えることができます。

したがって、ステロイド剤は使っても少量だけにとどめたい人や、ステロイド剤は一切使いたくない人、できるだけ早くステロイド剤を中止したい人などいずれのケースにも対応できるようになりました。アロマ軟膏の詳しい作り方は処方箋のところで紹介しています。

●多様な薬効を一つに集約できる

かゆみの治療では、かゆみそのものを抑えることはもちろんですが、組織の炎症を改善していくことも必要です。炎症が治らなければかゆみは再発し、病気の根本治療にならないからです。

そこで、炎症をくい止め、組織の浮腫（むくみ）やうっ血を取る作用のある精油を用いたり、細菌やウイルスに感染している場合は原因菌を除菌するため抗菌・抗ウイルス作用のある精油を用います。さらに、免疫力を賦活《ふかつ》させる精油なども利用します。

そして、これらに加えて、かゆみのもととなるヒスタミンの放出を抑える抗アレルギー作用を持つ精油をはじめ、鎮痒《ちんよう》作用（かゆみを抑える作用）や鎮痛作用のある精油を組み合わせたりします。

また、かゆみは強いストレスをもたらすため、鎮静作用やリラックス作用のある精油も必要となります。

前述したように、アロマセラピーは、さまざまな精油を基剤にブレンドするため、多様な効果を一つに集約することができます。皮膚病を根本から治療する現代医療は、ともすれば何種類もの薬の服用を患者さんに強いる傾向があります。アロマセラピーを補助療法として活用することで、現代医療の誤った方向を修正することもできるのです。

さらに、アロマセラピーは、患者さんだけでなくケアする人にもよい影響をもたらします。精油の軟膏をお子さんに塗ってあげるとき、有効成分は揮発してケアにあたる母親の体内にも吸収されます。お子さんの皮膚の治療だけでなく、両者の気分を鎮静させる作用も期待できるのです。

●接触皮膚炎に要注意

アロマセラピーを行ううえで気をつけていただきたいのは、接触皮膚炎です。これは精油の刺激で皮膚に炎症が起こる状態で、俗にかぶれといわれます。

また、柑橘《かんきつ》系の精油に含まれるラクトンは、「日光感作性《にっこうかんさせい》」といって日光に当たると皮膚に炎症やシミ、そばかすを引き起こす性質があるため、日中の使用は避け、夜間に用いて六時間以上直射日光を浴びないようにするか、衣類で皮膚をしっかり覆《おお》うようにしてください。

皮膚科のアレルギーテストで、一般に陽性率（アレルギーを起こす可能性があると疑われるもの）が高いのは、ラベンダー、イランイラン、ジャスミン、ペルーバルサム、ペパーミントなどです。

アロマセラピーを安全に行うためには、これらの精油に限らず、事前に必ずパッチテストを行いましょう。皮膚科で専門的なテストを受けるのが理想ですが、できなければキャリアオイルで調合したもの（実際に使う濃度に希釈したもの）を、上腕部《じょうわんぶ》（二の腕）の皮膚のやわらかい部位に塗って二〇分くらい様子をみます。

異常が起こらないようであれば、はじめは患部のごく狭い範囲に少量の精油を塗り、四八時間観察します。問題がなければふつうに使用していいでしょう。

ただし、接触皮膚炎は、はじめの数回は異常がなくても、一週間後ぐらいから症状が出ることがよくあります。もし皮膚に異常が起こったら、すぐに精油の使用を中止し、皮膚科で専門的なアレルギー検査を受けてください。

特定の精油にアレルギー反応を起こした場合でも、同様の作用を持つ精油と代用することができます。アロマセラピーは、自分の体質に合った精油を自由にアレンジすることが可能なのです。

●どんな皮膚病にも安心して行える

「いくらかゆみや炎症に効くとはいえ、トラブルのある皮膚に精油を塗ってもほんとうに害はないの？」と不安を感じる人もいるかもしれません。

結論からいうと、事前にパッチテストを行い、表示した濃度をきちんと守れば、精油は安心して使うことができます。このことは、逆に、パッチテストを怠り、用量・用法を誤れば、皮膚に障害をもたらすおそれがあるということもできます。

事実、私自身、アロマセラピーをはじめるまで皮膚病に精油を使うのはとうてい無理だと考えていた時期がありました。私が専門に行っていた接触皮膚炎の研究で、皮膚を刺激する精油があることを知っていたからです。

接触皮膚炎で生じる湿疹は、ブツブツしたものもあれば赤く地図状に腫《は》れるもの、カサカサして皮がむけるものなどさまざまな形で現れますが、かゆみを伴うという点では共通しています。

そこで、数種類もの精油を取り上げ、皮膚に及ぼす影響をパッチテストなどによって調べた結果、イランイラン、ラベンダー、ジャスミン、ペパーミントなどの精油にアレルギー反応を起こしやすく、皮膚に湿疹やかゆみ、腫れ、炎症などを起こすことが明らかになったのです。この結果から、精油を用いるアロマセラピーを皮膚病の治療に取り入れるなど、とても考えられないことだったのです。

そんな私の考えが一八〇度転換したのは、川端先生との出会いがきっかけでした。カワバタクリニックでは、痛みの治療だけでなく花粉症やカゼなどの感染症の治療に、アロマセラピーを導入して効果をあげていたのです。

クリニックには、精油の使い方を誤ったり、粗悪な精油を使ったために重症の皮膚炎を起こした患者さんがしばしば訪れます。川端先生は、そうした患者さんを診るにつけ、「皮膚科医が精油の正しい使い方をきちんと世に広めてくれればもっと安全にアロマセラピーを行えるはずだ」と思っていたということなのです。

先生の考えに共感した私は、日本アロマセラピー学会に籍をおき、カワバタクリニックで精油のアレルギーテストを行うようになりました。

学会やメディカルアロマセラピーの本拠地であるフランスの事例を学び、カワバタクリニックの患者さんがアロマセラピーで回復していく経過を目の当たりにするうちに、アロマセラピーがきわめて有効な補助療法であると実感するに至ったというわけなのです。

精油の濃度に注意を払い、事前にパッチテストを行ってさえいれば、精油の薬効をじゅうぶんに享受しながら安全に治療に役立てられることがわかったのです。

現在では、アトピー性皮膚炎だけでなく、後述するさまざまな皮膚病の治療にアロマセラピーを用いることができるようになりました。精油による皮膚障害を研究してきた私は、まったく逆の立場からアロマセラピーの世界に入ったことになります。

●難治の白斑《はくはん》治療に期待

アトピー性皮膚炎に一応の成果をみた現在、私が期待をかけているのはアロマセラピーによる白斑治療です。

尋常性白斑《じんじょうせいはくはん》は、一般に白なまずと呼ばれているもので、皮膚の色素が抜ける病気です。大小さまざまな形の白い斑が体にでき、斑が全身に広がるケースもあれば、体の一部や神経の通り道に沿ってできることもあります。

日焼けややけどなど、皮膚になんらかの刺激が加わったことで発症するともいわれ、他人にうつったり、遺伝したりすることはありません。年齢や性別にかかわらず発症しますが、どちらかというと中高年の女性に多くみられるようです。

原因ははっきりとはわかっていませんが、いまのところ自己免疫疾患《じこめんえきしっかん》説が有力です。免疫は外部から侵入したウイルスや細菌などの病原菌を排除したり、病気から自分の体を守るしくみですが、なんらかの原因で免疫のシステムが狂うと、自分自身の組織を破壊するようになるのです。こうして起こる病気を自己免疫疾患といいます。

白斑の場合、皮膚の色素を作るメラノサイトと呼ばれる細胞が破壊され、皮膚の色をつけるメラニンがじゅうぶんに作られないために、皮膚の脱色が起こると考えられています。

治療では、ステロイド剤の外用や内服で白斑の広がりを防ぐとともに、人工的に色素を沈着させることを目的として紫外線照射、レーザー照射、ドライアイスによる凍結療法などが試みられます。紫外線照射ではオクソラレンという紫外線吸収剤を患部に塗り、色素の定着を促します。残念ながら、いずれの療法も効果はじゅうぶんとはいえず、ステロイド剤の長期服用に伴う副作用も気にかかるところです。

私は目下、マンダリンやスイートオレンジを用いて治療を行っています。これら柑橘《かんきつ》系の精油に含まれているクマリン類には「日光感作性」があり、皮膚に塗って紫外線を浴びるとシミを作る作用があります。通常のアロマセラピーでは柑橘系の精油を皮膚に塗ったときは六時間以上直射日光を避けるという注意が必要ですが、私はこの日光感作性を逆手にとって、治療に用いているところです。つまり、紫外線を照射する前に、マンダリンとスイートオレンジを患部に塗り、色素の定着を促すという療法を行っているのです。

現在、三人の患者さんがこの治療を受けています。どの人もあらゆる治療を経験し、思うような効果が得られなかった人たちばかりです。

左ジペーの写真を見てください。一〇回の治療で明らかな色素の沈着が起こり、改善がみられました。アロマセラピーによる治療を開始してから八カ月後の治療経過です。

ただし、この方法は一般の人が行うことはできません。慎重に行わなければ患部に火ぶくれやややけどを起こすおそれがあるからです。あくまでも医師の監督下で処方についても慎重な検討がされなければなりません。

ここでは症例報告にとどめ、あえて処方については触れないことにします。

●皮膚病に効く精油と有効成分

アロマセラピーを皮膚病の治療に用いる場合は、必ず事前にパッチテストを行い、用量・用法は必ず守って安全に行ってください。

精油の塗布が主に用いられますが、ブレンドオイルを患部にゴシゴシとすり込んだりしないで、優しくなでるように塗ってください。症状がよくなってきたら精油の使用量を少しずつへらしてもかまいません。

一一一ジペーは皮膚病の治療で用いる代表的な精油とその特徴的な成分をまとめたものです。

皮膚病に有効な作用としては、血流増加作用、抗ウイルス・抗菌作用、殺菌作用、消炎作用、鎮痒《ちんよう》作用、鎮静作用、局所麻酔作用、ステロイドホルモン様作用などがあげられます。

アロマセラピーによる白斑治療

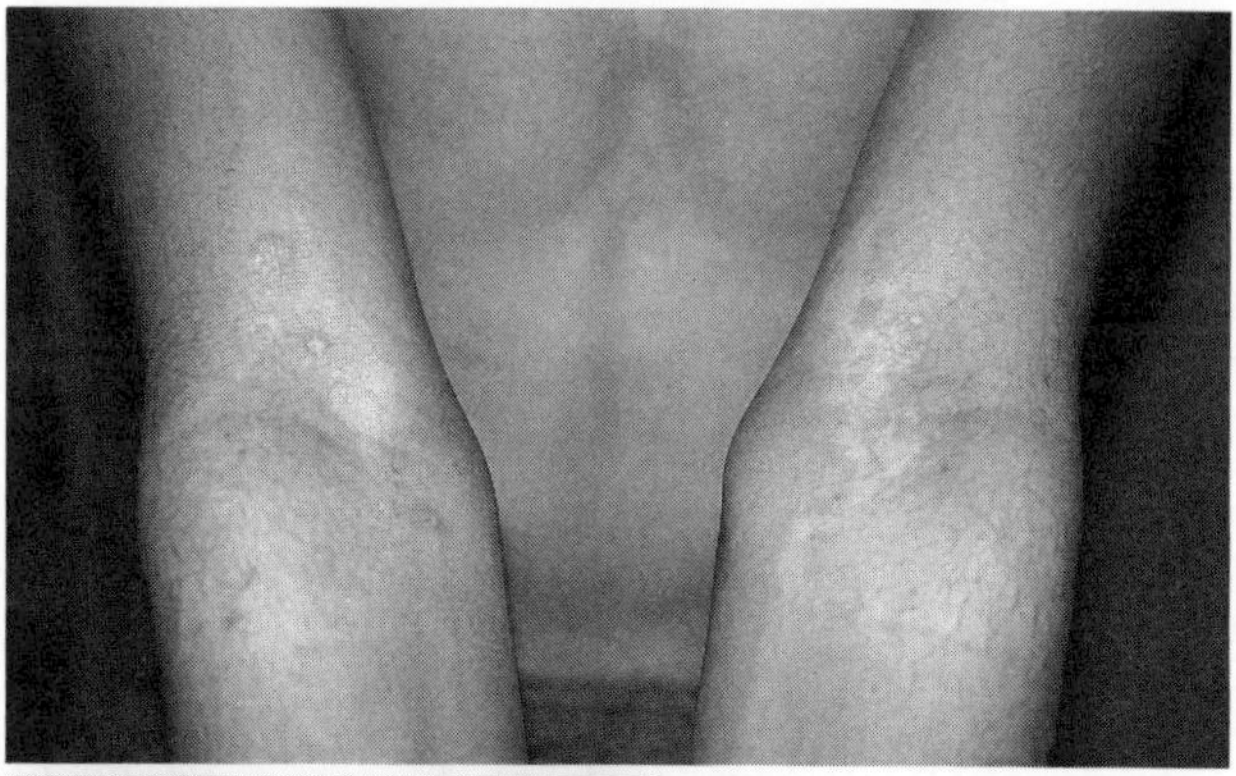

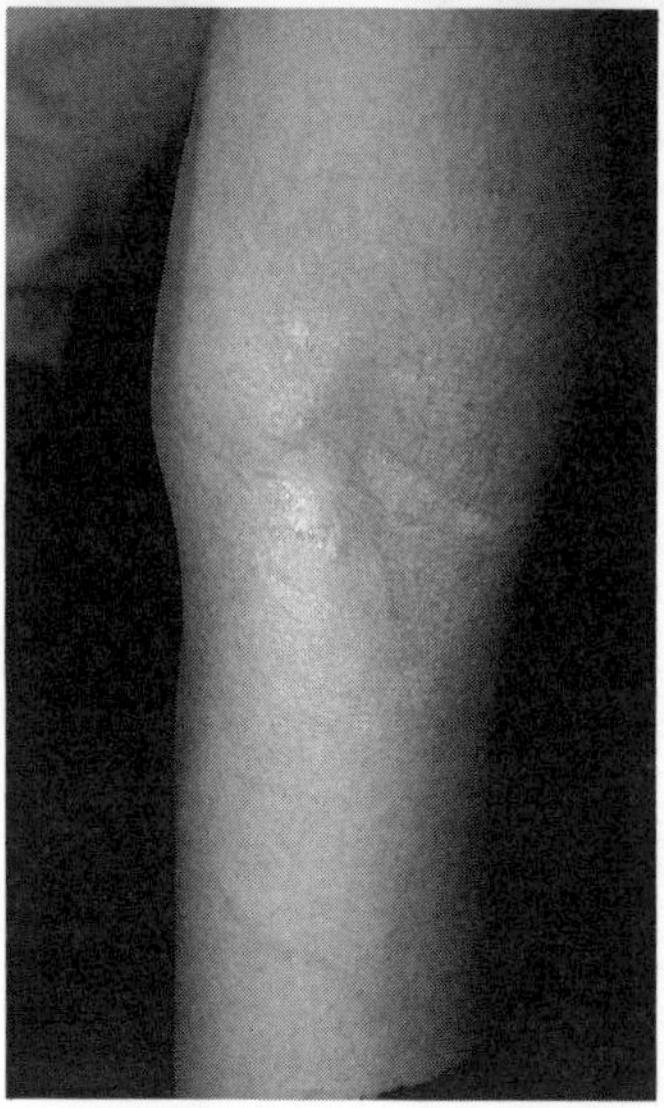

初診時の状態（写真上）。両ひじの内側の色素が抜け、まだらになっている。
アロマセラピーを行ったところ、八カ月後には除々に色素沈着がみられた（写真下）。

血管を拡張して血流を増加させる作用があるのは、リモネン（モノテルペン炭化水素類）、カンファー（ケトン類）などです。リモネンには抗ウイルス作用もあります。また、カマズレン（セスキテルペン炭化水素類）には抗アレルギー作用があり、ビサボロール（オキサイド類）には消炎・鎮痒作用があります。

強力な殺菌作用を持つのが、テルピネン4-オール（モノテルペンアルコール類）、α《アルファ》-テルピネオール（モノテルペンアルコール類）です。そのほかリナロール（モノテルペンアルコール類）、ゲラニオール（モノテルペンアルコール類）、酢酸《さくさん》ゲラニル（エステル類）に抗真菌作用があります。殺菌作用も強力です。

また、患部を殺菌したり、かゆみによるイライラや気持ちの落ち込みを鎮める効果が期待できるのが、酢酸リナリル（エステル類）です。鎮静作用にひじょうに優れています。

プロピルアンジェレイトやブチルアンジェレイト（エステル類）などには、鎮静作用とともに抗アレルギー作用があります。

α-ピネン（モノテルペン炭化水素類）、β《ベータ》-ピネン（モノテルペン炭化水素類）には、ステロイドホルモン様の働きがあり、強い消炎作用を発揮します。さらに、むくみを取ったり皮膚の赤みを取ったりする作用もあり、ステロイド剤に代わるものとして注目されています。

ゲラニオールには皮膚や血管を引き締める収れん作用と抗真菌作用があり、そのほか殺菌作用にも優れています。シトロネロール（モノテルペンアルコール類）、酢酸ゲラニル（エ

皮膚病に効く精油と主な成分

※殺菌・抗炎症・抗ウイルス・鎮静・鎮痒・ステロイドホルモン様作用などがある精油の一覧です。

精　油　名	皮膚病に有効な主な成分
グレープフルーツ	リモネン（モノテルペン炭化水素類）
ジャーマンカモミール	カマズレン（セスキテルペン炭化水素類）、ビザボロール（オキサイド類）
スパイクラベンダー	カンファー（ケトン類）
ゼラニウム	ゲラニオール（モノテルペンアルコール類）、シトロネロール（モノテルペンアルコール類）、酢酸ゲラニル（エステル類）
タイムゲラニオール	ゲラニオール、リナロール（モノテルペンアルコール類）、酢酸ゲラニル（エステル類）
タイムチモール	チモール（フェノール類）
タイムリナロール	リナロール（モノテルペンアルコール類）
ティートリー	テルピネン4-オール、α-テルピネオール（モノテルペンアルコール類）
バジル	メチルカビコール（フェノール類）
ヒソップ	サビネン、ミルセン（モノテルペン炭化水素類）
ブラックスプルース	α-ピネン、β-ピネン（モノテルペン炭化水素類）
ペパーミント	メントール（モノテルペンアルコール類）
マンダリン	オシメン（モノテルペン炭化水素類）
ユーカリデイビス	ピペリトン（ケトン類）
ヨーロッパアカマツ	α-ピネン、β-ピネン（モノテルペン炭化水素類）
ラバンサラアロマティカ	1，8-シネオール（オキサイド類）、サビネン（モノテルペン炭化水素類）、α-テルピネオール（モノテルペンアルコール類）
ラベンダー（真正）	リナロール（モノテルペンアルコール類）、酢酸リナリル（エステル類）
レモン	リモネン（モノテルペン炭化水素類）
レモンバーベナ	ゲラニアール、ネラール（アルデヒド類）
レモンユーカリ	シトロネラル（アルデヒド類）
ローマンカモミール	プロピルアンジェレイト、ブチルアンジェレイト（エステル類）
ローズウッド	α-テルピネオール（モノテルペンアルコール類）
ローズマリーカンファー	カンファー（ケトン類）

ステル類）も抗真菌作用、殺菌作用、抗ウイルス作用があります。これらの成分は、ウイルス感染による皮膚病に効果を発揮します。チモール（フェノール類）も強い抗ウイルス作用があります。α-テルピネオール（モノテルペンアルコール類）にも収れん作用があります。カマズレン（セスキテルペン炭化水素類）に抗アレルギー作用があり、アレルギー性の皮膚病の炎症やかゆみをやわらげます。カンファー（ケトン類）にもかゆみを抑える作用があります。

メントール（モノテルペンアルコール類）には、抗ウイルス作用と局所麻酔作用があります。

1，8シネオール（オキサイド類）とサビネン、α-ピネン、β-ピネン、α-テルピネオールはこれらの相乗効果で強力な抗ウイルス・抗真菌作用を発揮します。

アルデヒド類のゲラニアール、シトロネラルには虫を遠ざける作用のある成分が含まれているため虫刺され予防に有効です。

アトピー性皮膚炎に効くアロマセラピー

●アトピー性皮膚炎の原因と症状

アトピー性皮膚炎は、顔や背中、胸、手足の関節の裏などにみられるカサカサした赤い発疹《ほっしん》と猛烈なかゆみが特徴です。このかゆみのために患部をかきむしったり、引っかいたりして症状が悪化し、カサカサした部分はジュクジュクにただれ、浸出液《しんしゅつえき》が流れ出てくるようになります。

このようなアトピー性皮膚炎は、アレルギーが原因とされています。抗原《こうげん》（アレルギーの原因となる異物）になるのは、卵や獣肉、牛乳、小麦、ソバ、米などの食品、ダニ、カビ、ハウスダスト、ペットの毛やフンなど、自分の体にはないさまざまなたんぱく質（異種たんぱく）です。何が抗原になるかは個人差がありますが、アレルギー体質は遺伝しやすいので、家族で抗原が共通することもあります。

抗原が体内に侵入すると、体は抗原を排除するためにたんぱく質でできた抗体《こうたい》「免疫グロブリン」を作ります。免疫グロブリンにはいくつか種類があり、アレルギー体質の人ではIgE（免疫グロブリンE）というタイプが過剰に作られます。

IgEは抗原に反応すると、ヒスタミンやセロトニンなどかゆみや炎症を起こす物質が増加します。と同時に、粘膜の炎症を広げるロイコトルエンと呼ばれる物質も作り出されます。これらの化学物質が大量に作られることによって、組織の炎症やかゆみが広がっていくのです。かつては乳幼児から学齢期の子どもがかかりやすいと考えられていたアトピー性皮膚炎ですが、最近では三十代、四十代の患者さんも少なくありません。

かゆみや炎症などの症状は、体調や精神的なストレス、季節によって大きく変化し、よくなったり悪くなったりをくり返します。受験勉強のストレスや仕事上の悩み、育児の疲れなどによって症状が悪化することもあります。

健康な皮膚では、適度に分泌された皮脂や汗で皮膚表面に膜ができ、空気中の細菌やウイルスなどから皮膚を守るバリアの働きをしています。

ところがアトピー性皮膚炎の肌は皮脂や汗の分泌量が極端に少なく、皮膚がとても乾燥しやすいため、皮膚のバリア機能も不完全で、皮膚を外界の侵入者から守り抜くことができません。皮脂の足りない皮膚はカサつき、かゆみを感じます。そこを引っかくと皮膚表面に傷ができ、細菌が侵入して症状が悪化します。

患者さんの皮膚を詳しく調べてみると、ジュクジュクした病変部では、ほぼ一〇〇％黄《おう》色《しょく》ブドウ球菌が検出されます。しかも、炎症を起こしていない正常な皮膚、きれいな皮膚からも五〜八％の割合で菌が見つかります。黄色ブドウ球菌は、健康な皮膚では数％しか検出されません。アトピー性皮膚炎の患者さんの皮膚はバリア機能が低下し、免疫力が落ちているために、病変のあるなしにかかわらず、広い範囲で細菌が住み着いてしまうのです。

研究が進むにつれ、黄色ブドウ球菌は病変部で炎症を起こし、皮膚の回復を邪魔するだけでなく、病変の中に住み着いた菌が皮膚炎の湿疹《しっしん》を作る直接の引き金になっていることがわかってきました。

アトピー性皮膚炎の場合、天敵は細菌類だけではありません。人の皮膚に常時住み着いているピチロスポルムと呼ばれるカビが、顔で増殖すると病状が悪化し、赤ら顔になるといわれています。

このように病状を悪化させる細菌やカビ、ウイルスに対して、皮膚科の一般的な治療では殺菌剤や抗真菌剤の軟膏《なんこう》を塗ります。しかし患者さんの大部分は、ドライスキンであるため、刺激に対する抵抗力が弱く、これらの薬を使うことでかえって炎症がひどくなってしまうことがあります。

かゆみに対しては、抗アレルギー剤、抗ヒスタミン剤を処方し、かゆみのために眠れない場合は精神安定剤などを処方することもあります。

ただし、これらの効果は万全ではなく、なかなか改善しない患者さんもいます。

●ステロイドと代用できる四種の精油

アトピー性皮膚炎の治療では、抗炎症剤であるステロイドの問題を避けて通ることはできません。ところが、実際は薬の副作用に不安を感じる患者さんがひじょうに多く、このことが少なからず治療の障害になっているといえます。

過去に強いステロイド剤を使い続けたために、重い副作用に悩まされた患者さんが続出したことも事実です。報道されるステロイドの副作用を見ると、使いたくない薬という気持ちになるのもわかります。

私自身は、ステロイド剤は濃度と使用期間に気をつけて用いれば、副作用は起こらないと考えています。

炎症が強いときは、ステロイド剤を用いたほうがいいと思いますが、薬に不安や抵抗があって使えない患者さんに、「それなら治療はできません」とはいいません。

ステロイド剤はどうしても使いたくない、または使ってもごく少量にしたいという患者さんも、なんとか治療したいという気持ちがあります。

アロマセラピーは、こうしたステロイド剤への不安を解消する意味でも、ひじょうに重要な補助療法だといえるでしょう。

治療に用いる精油は、ティートリー、真正ラベンダー、ローマンカモミール、ジャーマンカモミールです。症状に応じてブラックスプルース、ヨーロッパアカマツを加えます。

ティートリーは強力な殺菌力を持ちながら、皮膚への刺激が低いという特徴があり、アトピー性皮膚炎のドライスキンにうってつけの精油です。患者さんに使用する前に、必ずパッチテストを行いますが、いずれのケースでもアレルギー反応、刺激反応はマイナスを示します。

ティートリーの成分であるテルピネン4-オールは、ウイルス、真菌、とくにブドウ球菌に強い殺菌力を発揮します。患者さんの同意を得たうえで、ティートリーの除菌力を調べるために次のような検査を行いました。

二％のワセリンで希釈したティートリーを皮膚に塗り、塗布前後の細菌培養を行ったところ、黄色ブドウ球菌は激減しました。MRSAが検出された患者さんが一人いましたが、この人は一週間後の検査でMRSAも検出されなくなっていました。患者さんの半数はこのように皮膚を除菌したと同時に、症状も軽くなります。

真正ラベンダーはかゆみで起こるイライラを鎮める作用、殺菌作用、ブレンドしたオイルの刺激的なにおいを緩和するために用います。ローマンカモミールには優れた抗アレルギー作用があり、かゆみを鎮めるジャーマンカモミールとともに用いると、患部の激烈なかゆみを解消する効果が期待できます。軽症であればこの三つの精油で症状が治まります。

アトピー性皮膚炎の苦しみは、かゆみと皮膚の炎症です。このかゆみと炎症に強力な効果を発揮する精油にブラックスプルースとヨーロッパアカマツがあります。

中等から重症までのケースでは、前述の処方に加えてこの二つの精油を使います。いずれの精油もステロイドと成分の組成は違いますが、ステロイドと同等の抗炎症作用があります。

むくみを取る作用にも優れており、炎症で顔が真っ赤に腫《は》れていたり、むくんでいたりしても、皮膚に塗るだけで赤みと腫れがスッと消えます。かゆみ止めとしても抜群の効果を発揮し、ステロイド剤が効かない人でもこれなら効くというケースが少なくないのです。皮膚への刺激がほとんどないことも大きな利点です。

二つの精油は、ステロイド剤を中断するときにも役立ちます。通常、ステロイド剤を絶ってしまうと、炎症を抑えるものがなくなるので症状が一気に悪化します。そんなときにブラックスプルースとヨーロッパアカマツを使うと、まるでステロイド剤を使ったかのようにかゆみや炎症を抑えることができます。ブラックスプルースとヨーロッパアカマツは、アトピー治療に新しい可能性をもたらす期待の精油だと思います。必ずパッチテストを行ったうえで使いましょう。

アトピー性皮膚炎の処方箋

レシピ①はアトピー性皮膚炎の一般的なレシピ、②はかゆみや炎症がとくに強い場合のレシピです。

精油を混ぜる基剤《きざい》として、皮膚の状態に応じてワセリンかホホバオイルを用います。皮膚の乾燥が強いときはワセリンが適していますが、炎症があるときにワセリンを使うと、熱がこもってかえってかゆみが増すおそれがあります。乾燥がそれほどひどくないときは、ホホバオイルを使ってください。私が処方しているワセリンは、化学的に安定した高品質なワセリンなので皮膚病治療にひじょうに有効です。入手法は二一八ページを参照してください。

これまで八七例のアトピー性皮膚炎にアロマセラピーを行い、そのうちかゆみがなくなったり、皮膚がきれいになったりといった有効例は五九例、接触皮膚炎になった増悪例が一例、残り一例は転居のため効果を追跡するこができませんでした。

《レシピ①》

ティートリー二〇滴、真正ラベンダー一二〜二〇滴、ジャーマンカモミール二〜四滴、ローマンカモミール二〜四滴を五〇グラムのワセリンに混ぜるか、五〇ミリリットルのホホバオイルで希釈します。これを一日数回患部に塗布します。症状によって量を調節してください。

《レシピ②》

レシピ①にブラックスプルース二滴、ヨーロッパアカマツ二滴を加えます。これを一日数回患部に塗布します。かゆみや炎症が強い場合は、それぞれ一〇滴ずつまで増量します。

ヨーロッパアカマツを増量するとかゆみが増すこともあるので状態をみて調節しましょう。

症状別・皮膚病に効くアロマセラピー

●ニキビに効くアロマセラピー

ニキビは、皮脂の分泌がさかんな十代から二十代にかけて多くみられる毛穴の炎症です。毛穴の最深部に住み着いているアクネ菌は、ふだんはおとなしくしていますが、毛穴に皮脂がたまるつれて活気づき、皮脂を脂肪酸とグリセリンに分解していきます。

脂肪酸は毛穴を刺激して、毛孔壁《もうこうへき》を肥厚させ皮脂の出口をふさぎます。こうして外に出られなくなった皮脂は、面皰《めんぽう》と呼ばれる白いアブラの塊となって毛穴を完全にふさぎます。これが「白ニキビ」と呼ばれるものです。

面皰が毛穴から露出し、ここに汚れが付着して黒くなったものを「黒ニキビ」、面皰の部分が膿《う》んで炎症を起こし赤くなったものを「赤ニキビ」といいます。赤ニキビは治ったあと、皮膚の表面に〝あばた〟と呼ばれる凹凸のある傷を残します。面皰ができたら化膿《かのう》させないよう、早めに治療を行うことが大切です。ニキビをつぶしたり、引っかいたりするのも、ニキビあとができる原因になります。手で触らないように気をつけましょう。

皮脂の分泌を促すのは、アンドロゲンと呼ばれる男性ホルモンです。女性の場合、生理のときや妊娠時に分泌される黄体ホルモンが男性ホルモン様の働きをするため、ニキビができやすくなります。

これまでニキビは、思春期を過ぎると自然に治ると考えられていましたが、最近は成人になってから現れる大人のニキビが急増しています。化粧品による刺激、睡眠不足、タバコ、油脂の多い食事の多食など、生活習慣の偏りも影響していると思われます。

ニキビの予防や改善には、きちんとした洗顔で肌を清潔に保つことが第一です。水は皮脂を落としにくく、熱いお湯は皮膚を刺激するので、ぬるま湯と洗顔石けんで洗ってください。ファンデーションは毛穴をふさぎニキビを悪化させる元凶なので、メイクは最小限にとどめましょう。

ニキビの処方箋

アクネ菌を撃退するのは、ティートリーとラバンサラアロマティカです。白ニキビと黒ニキビは、ティートリー、ラバンサラアロマティカと鎮静作用のある真正ラベンダー、ローマンカモミール、局所麻酔作用のあるペパーミントが適しています。これでも症状が治まらないときは、抗菌力の強いスパイクラベンダーを加えるといいでしょう。

精油はニキビのあるエリア全体にまんべんなく塗ってください。患部がやわらかくなり、面皰が出やすくなります。できるだけ皮膚を乾かしたほうがいいので、ふだん使っている化粧水か無香料の化粧水で精油を希釈《きしゃく》して用います。

炎症の強い赤ニキビには、ティートリーとステロイドホルモン様の抗炎症作用のあるブラックスプルースを組み合わせます。これら二つの精油で炎症部の痛みやかゆみはかなりやわらぐはずです。精油の薬効成分を深く皮膚に浸透させるため、ホホバオイルで希釈します。炎症のある部分だけに精油を置くように塗布してください。ベタつきが気になるなら化粧水でもかまいませんが、そのぶん浸透しにくくなります。

《レシピ①》白ニキビ・黒ニキビ

ラベンダー二滴、ペパーミント二滴、ティートリー二滴、ローマンカモミール一滴を五《ミリリットル》のホホバオイルで希釈します。これをニキビができているエリア一帯に、軽くパッティングするようにつけます。

ベタつきが気になるときは化粧水で薄めてください。その際、無香料の化粧水を使います。これを一日三回塗布します。

《レシピ②》赤ニキビ

ティートリー四滴、ブラックスプルース二滴を五《ミリリットル》のホホバオイルで希釈します。これを炎症部にのみ塗布します。一日三回行います。

●じんましんに効くアロマセラピー

じんましんとは、強烈なかゆみを伴う輪郭のはっきりした赤い盛り上がりのことをいいます。皮膚の一部に出ることもあれば、全身に広がることもあり、数時間で現れたり消えたりします。ひじょうに強いかゆみをもたらすため、がまんできずに強くかいてしまうと盛り上がりがみみず腫《ば》れになって熱を持つこともあります。

じんましんは、食品や抗生剤などにアレルギー反応（九八ジペー参照）を起こして生ずるものと、運動や入浴などによって自律神経（内臓の働きを調整する神経）が興奮して起こるものがあります。

かゆみを引き起こす原因は、いずれのケースでも皮膚の真皮にある肥満細胞に蓄えらたヒスタミンという物質です。アレルギー性のじんましんでは、食べた食品の成分が腸から吸収されて血管に入り、血液に乗って肥満細胞を刺激し、ヒスタミンが放出されます。また自律神経のうちの交感神経が過度に興奮すると、コリンという物質が分泌され、この物質の刺激によってヒスタミンが放出されます。

ヒスタミンは神経を刺激して、かゆみや炎症を引き起こします。細い血管を広げる作用もあり、薄くなった血管の壁から血液の液体成分が漏れ出し、皮膚に盛り上がりを作ります。盛り上がりが赤く見えるのは皮下の血管が拡張しているからです。

じんましんの治療には、肥満細胞からのヒスタミンの放出を抑える抗ヒスタミン剤や、抗アレルギー剤などを使いますが、抗ヒスタミン剤にはいろいろな種類があり、体質に合わないと、なかなかかゆみが治まりません。また、これらの薬は強い眠気を伴うものが多く、車の運転はもちろんのこと、仕事や勉強にも差し支えます。その点でもアロマセラピーはひじょうに有効です。

じんましんの処方箋

抗アレルギー作用のあるローマンカモミールは、体のアレルギー反応を抑えて、ヒスタミンの放出を妨げます。ジャーマンカモミールは、優れた鎮痒《ちんよう》作用でじんましんの苦痛から解放してくれるでしょう。また、ラベンダーはかゆみがあるときのイライラを鎮める作用があります。

《レシピ》

ラベンダー一滴、ローマンカモミール二滴、ジャーマンカモミール二滴を五《ミリリットル》のホホバオイルで希釈します。患部に一日五〜六回塗布します。

●水虫に効くアロマセラピー

水虫は、カビの一種である皮膚《ひふ》糸状菌《しじょうきん》と呼ばれる真菌の感染によって起こる病気です。

この菌は皮膚の表面にあたる角質層を食べて繁殖します。その際、角質を分解する酵素《こうそ》を出すために、皮膚がボロボロとむけてしまうのです。

真菌は足だけでなく、顔や胸、わきの下、背中、おしり、陰部などところかまわず感染します。手にできれば「手水虫」、頭なら「しらくも」、陰部なら「いんきんたむし」などというように、感染する部位によって名前がいろいろ変わります。真菌が足に集中するのは、一日じゅうじめじめと湿った温かい靴の中は、菌の繁殖に最適な環境だからです。

水虫は、大別すると、足の裏や側面に小さな水ぶくれができる「小水疱型《しょうすいほう》」、足の指と指の間に水ぶくれができてふやけ、いつもジュクジュクしている「趾間型《しかん》」、足の裏全体がかたく、皮膚が粉を吹いたようにカサカサになる「角化型」の三つのタイプがあります。

小水疱型と趾間型は、水虫特有の猛烈なかゆみを伴いますが、角化型はほとんどかゆみがありません。水虫を放置しておくと水ぶくれが破れて傷ができ、ここから細菌感染を起こして化膿《かのう》するおそれがあります。たかが水虫とあなどれないのです。

水虫の市販薬はさまざまなものが出回っていますが、真菌は思いのほかしぶとく、完治できる特効薬は現在のところありません。

精油には優れた抗菌作用を持つものが数多くあり、成分によってそれぞれ菌に対する働きかけが異なるので、複数の精油を用いて相乗効果を高め、より強い抗菌作用をもたらします。アロマセラピーは水虫治療にひじょうに有効なのです。

水虫の処方箋

数ある精油のなかでも、ティートリーは主要成分であるテルピネン4-オールに強力な抗真菌作用があり、水虫退治の切り札といえます。このティートリーに、同じく抗真菌作用のあるゼラニウム、抗ウイルス作用のあるラバンサラアロマティカを加えると、最強の真菌撃退オイルになります。

つめの組織に真菌が入り込む「つめ水虫」(爪甲真菌症《そうこうしんきんしょう》)では、つめが厚くなって凹凸ができ、濁ったような黄白色に変色します。この場合は、タイムゲラニオールが有効です。ただし、変色したつめが正常になるまでには、つめが生え替わるまで数カ月待たなくてはなりません。途中で中断することなく根気よくアロマセラピーを続けてください。

レシピ①、②は一般的な水虫やいんきんたむしの処方、レシピ③はつめ水虫の処方です。

《レシピ①》

ゼラニウム二滴、ティートリー二滴、ラバンサラアロマティカ一滴を五ミリリットルのホホバオイルで希釈し、一日、五〜六回患部に塗ります。長期間使用することができます。

《レシピ②》

四〇度ぐらいのお湯を足首がつかる程度までバケツに張り、真正ラベンダー四滴、ティートリー四滴をたらし、二〇分間足をひたします。

《レシピ③》爪甲真菌症

タイムゲラニオール一滴、ティートリー二滴、ゼラニウム二滴（割合が一：二：二になるように）を綿棒などに含ませ、原液のままつめの表面やつま先に塗ります。長期間の連続使用ができます。

●円形脱毛症に効くアロマセラピー

円形脱毛症は、ある日突然、一〇円玉くらいの大きさで毛が抜け落ちる病気です。痛みやかゆみなどの自覚症状はまったくありません。主に頭髪が部分的に抜けるケースが多く、脱毛が一カ所で起こる「単発型」、次々に新しい脱毛部ができる「多発型」があります。脱毛が進むと頭全体だけでなく、全身の毛がすべて抜ける「悪性円形脱毛症」に至る場合もあります。

かつて円形脱毛症はストレスが引き金で起こるとされていましたが、現在ではホルモン異常、自律神経失調症、頭皮の血行不良なども原因の一つとして数えられ、とくに免疫《めんえき》（病気に抵抗する力）の異常が有力視されています。

円形脱毛症の場合、この免疫のしくみが自己に向かって働き、自分の体を破壊して脱毛を促していると考えらます。顕微鏡で患部の組織を調べると、毛を作る毛根の周囲に免疫細胞が集まって、毛根の細胞を破壊している様子がわかります。心配事を抱えているときに発症しやすいのも、ストレスが免疫の異常を引き起こすきっかけと考えられるでしょう。

単発型の場合、放置していても自然に治ってしまいますが、多発型や広範囲に毛が抜けている場合は、皮膚科での治療が必要になります。免疫反応を弱めるためにステロイドの軟膏を塗ったり、発毛剤の外用、頭皮の血行を促す血管拡張薬の内服や外用などが試みられます。

毛が抜け落ちると気分も滅入るので、状態がとくにひどい場合はかつらなどを利用するといいでしょう。

円形脱毛症の処方箋

セルフケアで大切なことは、毛根の細胞を活性化することです。レモンやローズマリーカンファーは、頭皮の毛細血管を拡張し血流量をふやす作用があります。

レモンの血流増加作用はとくに優れています。私が行った実験では、わずか三分間レモンの芳香浴を行っただけで、皮膚の表面温度が上昇することが確認されています。

次のレシピの基剤となるエタノールと精製水はどちらも薬局で市販されています。

私は、実際の診療では医療用のビーソフテンローションというものを用いています。ビーソフテンローションはメディナースＨＰローション（㈱ライオン）という名称で一般にも市販されています。次のレシピでは五〇ミリリットルのローションで希釈することになります。

《レシピ》

ローズマリーカンファー一二滴、レモン一〇滴、ペパーミント一〇滴をエタノール五ミリリットル＋精製水四五ミリリットル（または五〇ミリリットルのローション）に混ぜ、頭部に一日二回塗ります。ペパーミントはオイルの香りをよくし、頭皮に清涼感を与えるために用います。

●わきが（腋臭症《えきしゅうしょう》）に効くアロマセラピー

汗はうっとうしくわずらわしいものですが、私たちの体温調節を支える大切な分泌物です。発汗は生命活動に欠くことのできない生理現象といえます。

汗はエクリン腺とアポクリン腺という二種類の汗腺《かんせん》（皮膚にある汗を分泌する器官）から分泌されます。エクリン腺は全身に二〇〇万個ほど分布し、アポクリン腺はわきの下、乳首の周囲、耳の穴、おへその周り、陰部などを中心に分布しています。

このうち、アポクリン腺から分泌される汗のにおいには、ひじょうに個人差があるものです。これがいわゆる「体臭」と呼ばれるものです。体臭は強い人もあれば弱い人もいます。また性別や年齢によっても、においに強弱があります。

体臭は本来、不快なものではありませんが、ときとして体臭が不快に感じられるのは、汗そのものが原因なのではなく、汗に住み着く細菌類が悪臭源になっているのです。

皮膚の表面に常在している菌もいれば、空気中を浮遊している細菌がくっついたりもします。これらの菌は皮膚の汚れや汗を栄養源にして増殖し、汗を分解する際にアンモニアなどの物質を作り出します。これがいわゆる「わきが」と呼ばれるにおいの源なのです。

細菌類は年間を通して皮膚に住んでいますが、実際に汗のにおいが気になるのは夏場です。これは気温が上昇して発汗することで、皮膚の表面が適度な湿り気を帯び、細菌類が増殖しやすい条件が整うためです。

細菌類の繁殖を抑えるため、シャワーや入浴で汗や汚れをよく落とし、下着や衣類をこまめに取り替えて清潔を心がけましょう。

わきが（腋臭症）の処方箋

デオドラント効果の高い精油は多数あります。わきがが気になる人は、抗菌作用の強いタイムリナロール、ティートリー、ゼラニウムに清涼感のあるペパーミントを加えたものをエタノールと精製水で薄め、スプレー式の容器に入れてにおいが気になるときにわきの下にスプレーします。

《レシピ》
タイムリナロール一滴、ティートリー二滴、ゼラニウム三滴を一〇《ミリリットル》のエタノール＋五《ミリリットル》の精製水で希釈し、スプレー式の容器に入れてわきの下に適量スプレーします。一日三回を基本に、においが気になるときに適時使います。
好みで精油全体の香りが清々しくなるペパーミントを二～三滴加えてもいいでしょう。

●乾燥肌に効くアロマセラピー

皮膚は適度に分泌される汗と皮脂によって潤いを保っています。空気が乾燥する秋から冬にかけて、皮脂や汗の分泌が少なくなると皮膚が乾燥してカサつくようになります。とくに手や足の裏は皮脂の分泌が少ないので、粉を吹いたようにパサパサになります。

加齢とともに皮脂の分泌が少なくなり、皮膚を保湿する天然保湿因子であるアミノ酸も不足します。中年以降はふだんのスキンケアでじゅうぶんな保湿を心がけたいものです。

乾燥肌の処方箋

皮膚の乾燥を防ぎ、シワを予防するのは、真正ラベンダー、ローズウッドです。ゼラニウムは皮膚のキメを整えます。おふろあがりは毛穴が開き、皮膚への浸透度が高くなるので最大限のスキンケア効果がもたらされます。

《レシピ》

真正ラベンダー一滴、ゼラニウム一滴、ローズウッド一滴を五《ミリリットル》のホホバオイルで希釈し、乾燥の気になる部分に塗布します。一日三回程度塗布します。

●皮脂欠乏症に効くアロマセラピー

年間を通して皮脂の分泌が不足すると、乾燥肌がさらに進み、皮膚に湿疹《しっしん》ができたりかゆみが起こるようになります。皮膚が乾燥すると、角層の表面に細かいひび割れができます。ひびには雑菌や異物が侵入しやすくなり、これが刺激となってかゆみを招くのです。症状が重くなると、かゆみで夜も眠れなくなります。乾燥に拍車がかかる冬季には、とくに念入りな保湿が必要になります。

そんなときにはアロマ軟膏がよく効きます。また、皮脂欠乏症は高齢者に多くみられる病気なので、お年寄りが手足をかゆがるときは周囲の人が精油の軟膏を塗ってケアしてあげましょう。

皮脂欠乏症の処方箋

真正ラベンダーは患部を殺菌するとともにかゆみによるイライラを抑える作用があります。ジャーマンカモミールは優れたかゆみ止めになります。保湿力の高いワセリンに混ぜると、良質な保湿軟膏ができあがります。

《レシピ》

真正ラベンダー三滴、ジャーマンカモミール二滴を五㌘のワセリンに混ぜて軟膏を作り、乾燥した部分に一日数回塗布します。

●イボ・水イボに効くアロマセラピー

イボは皮膚疾患の中で一般的によくみられる病気の一つで、専門的には「疣贅《ゆうぜい》」といいます。ヒト乳頭腫《にゅうとうしゅ》ウイルス（パピローマウイルス）に感染して生じる良性の腫瘍《しゅよう》です。灰白色のかたい突起で、二ミリからダイズ大くらいまでさまざまなサイズがあります。全身にできますが、とくに顔や手足に発生しやすいようです。

他人には感染しにくいのですが、自分の皮膚には簡単にうつり、増殖します。

水イボは二〜五ミリほどの白っぽくやわらかな突起で、つまんで圧《お》すと中から粘り気のある白っぽい液体が流れてきます。この液の中に原因菌である伝染性軟属種《でんせんせいなんぞくしゅ》ウイルスが住み着いており、他人が触れると感染します。一〜七歳くらいまでの子どもに多くみられ、プールや保育園、幼稚園などで、しばしば爆発的な集団感染が起こります。

イボは液体窒素ガスによる凍結療法かレーザーで切除する方法が一般的で、水イボはピンセットで突起をつまみ、むしり取る方法が中心です。

このピンセットでつまみ取る方法は少なからず痛みを伴い、また液体窒素ガスによる治療は一定の間隔を開けて行わなければならず、治療にはある程度の期間を要します。その点、アロマセラピーは家庭療法が簡単にできるため、イボの治療にひじょうに有効です。

治療をいやがる子どもや、治療と治療の合間のセルフケアとして用いるといいでしょう。イボを取る効果だけでなく、イボの感染や増殖も防ぎます。

イボ・水イボの処方箋

ティートリー、ラバンサラアロマティカ、ゼラニウム、レモン、タイムチモールは、いずれも抗菌作用に優れ、患部に塗ることでウイルスを撃退してイボや水イボを消失させます。

《レシピ①》

ティートリー四滴、ラバンサラアロマティカ三滴、ゼラニウム三滴を一〇㍉㍑《ミリリットル》のホホバオイルで希釈し、綿棒などで患部に一日五～六回塗ります。

《レシピ②》

レモン二滴、タイムチモール二滴を五㍉㍑《ミリリットル》のホホバオイルで希釈し、綿棒などで患部に一日五～六回塗ります。

●虫刺されに効くアロマセラピー

虫刺されは、かゆみはもちろんのこと、刺された場所に思わぬ炎症を起こすことがあります。刺されたらすぐに殺菌作用やかゆみ、炎症を鎮める精油を塗りましょう。

スパイクラベンダーは、殺菌作用と抗ウイルス作用、鎮痒《ちんよう》作用を兼ね備えた精油で、とくに虫刺されに効果を発揮します。これに局所麻酔作用のあるペパーミント、かゆみを抑えるジャーマンカモミールを加えるとかゆみ止めになります。

レモンバーベナとレモンユーカリは、虫が嫌うアルデヒド類を含んでいます。外出時にこれら二つの精油をブレンドした虫除《よ》けスプレーを用意しておき、刺される前に手足に噴霧《ふんむ》しておけば虫除けとして利用できます。

虫刺されの処方箋

《レシピ①》虫刺されに

ペパーミント二滴、スパイクラベンダー二滴、ジャーマンカモミール一滴を、三《ミリリットル》のホホバオイルで希釈して患部に塗ります。

《レシピ②》虫除けに

レモンバーベナ三滴、レモンユーカリ三滴を二〇《ミリリットル》の精製水で希釈し、スプレー容器に入れておきます。水と精油は混ざらないので、よく振ってから手足にスプレーします。

アロマセラピーで皮膚病が治った! 体験報告

【アトピー性皮膚炎】

温泉療法によるひどいリバウンドが一カ月で改善した

石田聡美さん(四十二歳・女性)

私は三十七歳のときに夫を交通事故で亡くして以来、アトピー性皮膚炎となり、皮膚科に通院していました。病院ではステロイドの外用剤を処方されていましたが、薬の種類がどんどん作用の強いタイプになるものの、症状は一向に改善しません。そのうち、次第に軟膏を塗ってもほとんど効かなくなってきたのです。顔全体がとくにひどい状態でした。

そんなとき、知人に温泉療法をすすめられ、ステロイドをやめて温泉療法(温泉の水を購入して自宅でおふろに入る治療法)をはじめました。すると、三週間後からリバウンドが起こり、皮膚がただれて、傷口から汁が出るようになってしまいました。

日常生活もままならなくなったため、アロマセラピーでの治療を希望して、カワバタクリニックを受診しました。当時は、ステロイドを中止したことによるリバウンドの最中にありました。診察の結果、田水先生から「皮膚の免疫力が落ちているために、皮膚表面の黄色《おうしょく》ブドウ球菌が異常増殖し、皮膚の炎症が悪化している」といわれたのです。このような場合、黄色ブドウ球菌を排除するために殺菌作用のある精油を用いるほか、炎症を抑えたり、鎮痛作用のあるもの、アレルギー症状に効果が期待できる精油を使うということでした。

そして、殺菌効果のあるティートリー一二滴、殺菌と鎮静効果のあるラベンダー一〇滴、抗アレルギー作用と鎮静効果のあるローマンカモミール六滴、抗アレルギー作用のあるジャーマンカモミール六滴、ステロイドに似た作用のあるブラックスプルース四滴を、ホホバオイル五〇ミリリットルで希釈したオイルを使用することにしました。パッチテストを行って、異常がなかったので皮膚症状のあるほぼ全身に塗布し、皮膚が乾いたら塗るということをくり返した結果、一カ月程度で皮膚がきれいになってきたのです。リバウンドを比較的よい状態で乗り切ることができました。

現在では症状はほとんど出なくなり、田水先生の指導のもと、ケミカルピーリング（皮膚を科学的に古い角質を除去する療法）を行い、皮膚のかたい部分をやわらかくすることができるまでに回復しています。

（八九ページ写真参照）

【アトピー性皮膚炎】

息子のアトピーのひどいかゆみが軽快し夜も眠れる

渡辺真子さん（三十五歳・主婦）

息子の良（五歳）がアトピー性皮膚炎と診断されたのは、生後一歳ごろのことでした。近所の皮膚科でステロイドの軟膏を処方され、塗布した部分の湿疹があっという間にきれいに治ってしまったため、私は逆に心配になってしまいました。

というのは、新聞などで報道されているステロイドの副作用が気になったからです。ひどいリバウンドをおそれてステロイドは中止し、皮膚の保湿には市販の軟膏を塗っていました。

ところがやはり効果はなく、症状はどんどんひどくなっていきます。皮膚表面が赤黒く変色し、かきむしったあとの傷も目立ち、なんとかしてやりたいという気持ちでいっぱいになっていたころ、アロマセラピーでアトピー性皮膚炎が治療できるということを聞き、早速カワバタクリニックを受診したのです。

アトピー性皮膚炎にステロイド以外でよい治療法があると聞けば、なんでも試したいと思っていた矢先でした。

検査の結果、息子の皮膚は黄色ブドウ球菌に感染していたということでした。田水先生からは、殺菌効果のあるティートリー一〇滴と、殺菌・鎮痛作用のあるラベンダー八滴をワセリン五〇グラムに混ぜた軟膏を処方されました。パッチテストで異常がないことを確認してから一日数回塗布するようにアドバイスされたのです。

この軟膏をはじめてから一週間ほどで皮膚の状態は改善してきました。とてもいい香りなので息子もいやがることなく治療することができました。

しかし、夜中寝ているときに無意識のうちにかいているようでした。先生に相談したところ、抗アレルギー作用や鎮痛作用のあるローマンカモミール五滴を追加した軟膏を処方してくれました。

これを塗布しはじめてから三週間目のことです。息子は眠りが深くなったのか、夜中にかくことが少なくなり、皮膚の状態がとてもよくなってきたのです。

現在はステロイドの外用薬とアロマ軟膏ともに必要がなくなりました。ときどき乾燥気味になったときに、ワセリンで保湿する程度でじゅうぶんな状態を保っているところです。

（八九ページ写真参照）

【アトピー性皮膚炎】

リバウンドによる顔の重度の炎症が二週間で回復

坂本由希子さん（三十二歳・女性）

私は子どものころからアトピー性皮膚炎で、十五歳くらいまでステロイドを使用していました。その後、いったんステロイドをやめ、あらゆる民間療法を試してみましたが、ほとんど効果はありませんでした。

そうしているうちに、二十六歳ぐらいから急に皮膚の炎症やかゆみが悪化しはじめてきたのです。

私の場合、顔の症状がとくにひどかったため、このままでは外出や人と会うことさえままなりません。ステロイドは症状を一時的にでも抑えてくれるため、このころから再度ステロイドを使用するようになりました。

しかし、皮膚科の処方は、どんどん強いタイプのステロイドに変わっていくため、こわくなってしまい、医師に相談しないままステロイドを中止したのです。

その後、当然のようにリバウンドを起こし、入退院をくり返すという生活を余儀なくされていました。

ステロイドをやめないまでも、なんとかもう少し負担のない方法でアトピーが改善しないものかと思っていたところ、アトピー性皮膚炎の治療にアロマセラピーを取り入れている病院があることを知り、田水先生の診察を受けることになったのです。

初診時の検査の結果、皮膚は黄色ブドウ球菌（＋＋＋）とＭＲＳＡ（＋＋）に感染していることがわかりました。

そこで、ティートリー二〇滴、ラベンダー一五滴をホホバオイル五〇ミリリットルで希釈したものを処方されました。

パッチテストで異常がないことを確認し、顔を中心に全身に塗布してもらいました。これを自宅でも一日数回塗布するように指導されたのです。

アロマセラピーをはじめてから一週間後には、黄色ブドウ球菌（＋）、ＭＲＳＡ（－）となりました。

そして、二週間経過したころから皮膚の炎症が次第に軽快しはじめ、症状に波はあるものの皮膚の状態は良好で、日常生活に支障のない程度にまで回復したのです。

現在ではステロイドは完全に中止し、アロマセラピー単独での治療を続けています。

（九〇ページ写真参照）

【アトピー性皮膚炎】

グチャグチャに崩れた皮膚がアロマ軟膏できれいに治った

飯島里香さん（二十歳・女性）

私は子どものころからのアトピー性皮膚炎で、皮膚科に通院していました。十八歳ごろから皮膚炎が急に悪化し、ステロイド剤の軟膏と内服をはじめました。

これでいったんよくなったのですが、親戚から「ステロイドはこわい薬でやめると前よりもいっそう悪くなるらしい」といわれたため、ステロイドを使わずに治療していると症状がどんどん悪化するため、四国の病院に入院したのです。

三カ月の入院で症状は軽快しましたが、遠方であることと自費診療なので治療費が高額となることなどから、治療を断念せざるを得ませんでした。すると一カ月ほどで、顔が腫《は》れてまゆ毛やまつ毛がなくなり、皮膚もただれてグチャグチャになってしまったのです。

あまりのひどい状態に、なんとかステロイドを使わないで治療できる方法はないかと思い、アロマセラピーを希望してカワバタクリニックを受診しました。

初診のとき、皮膚はひどくただれた状態で、症状はひじょうに悪化していました。血液検査ではアレルギーの抗体価を示すＩｇＥが二〇〇〇〇以上と高値（正常値：二五〇Ｕ／㎖以下）を示していました。

治療にあたった田水先生は、「まず症状を治めることが先決だから、ステロイドを使用して様子をみましょう」といって、ステロイドの外用薬を処方されました。

ステロイドの外用を一カ月続けたところ、皮膚の状態が軽快してきたのです。田水先生からは「皮膚をある程度まで修復してからアロマセラピーを行ったほうが効果的なんですよ」という説明があり、アロマセラピーによる治療に専念することにしました。

処方されたアロマセラピーの軟膏は、ブラックスプルース五滴とティートリー一二滴、ラベンダー一〇滴、ローマンカモミール五滴を五〇グラ《ムグラ》のワセリンに混ぜ合わせたものでした。これを一日数回皮膚に塗るようアドバイスされました。これらの精油はステロイドを中止したことによるリバウンドを避けるための処方だということでした。

この軟膏を塗りはじめてから、三週間はかゆみやジュクジュクがありましたが、その後一週間ほどで回復し、現在も皮膚の状態は日に日に改善に向かっています。

現在では体じゅうの腫《は》れとむくみが取れ、乾燥は残っているものの、かゆみと赤みがまったくなくなりました。ふだんはブラックスプルースを除いた軟膏を使い、かゆみや赤みが出そうなときだけ、ブラックスプルースを混ぜた軟膏を使っています。

以前のグチャグチャに崩れた皮膚の状態がうそのように改善し、喜びでいっぱいです。

【ニキビ】

精油の殺菌作用で炎症性のニキビが跡形もなく治った

石田光代さん（二十一歳・女性）

私は中学時代からひどいニキビに悩んできました。肌の状態はいつも脂《あぶら》っぽく、ニキビのあとも数カ所みにくく残っていました。

現在に至るまでさまざまな方法を試してきましたが、どれもほとんど効果はなく、悩んでいたところ、友人からアトピー性皮膚炎がアロマセラピーで治ったということを聞き、カワバタクリニックを受診したのです。アロマセラピーがアトピー性皮膚炎に効くのなら、ニキビにも効く方法があるのではないかと期待したからです。

診察の結果、私のニキビはいわゆる赤ニキビで、ところどころ炎症を起こしているということでした。そこで、炎症を抑える効果をもたらす精油を中心に処方してもらいました。

ブレンドオイルは、ラベンダー二滴、ペパーミント二滴、ティートリー二滴、ローマンカモミール一滴を五ミリリットル《ミリリツトル》のホホバオイルで希釈したものでした。これを一日三回、綿棒でニキビに直接塗布するよう指導されたのです。

腫《は》れやかゆみがとくにひどい部分には、ティートリーとローマンカモミールを等量で混ぜた原液を、そのまま塗布するようにとのことでした。

これらのブレンドオイルや精油の原液を患部に塗布したところ、まったく刺激もなく、何の問題もありませんでした。

以上のアロマセラピーを一週間ほど続けたところ、ニキビの赤みが薄くなってきたのを実感しました。新しいニキビが出るのは相変わらずでしたが、それでもニキビのできるペースが遅くなってきたようでした。

そして、アロマセラピーを続けて一カ月が過ぎるころには、ニキビの数もどんどんへり、二カ月後には、友人から「肌がずいぶんきれいになったね」といわれるまでに改善されたのです。それまではニキビが顔じゅうに広がっており、肌をほめられたことなどなく、こんなことははじめてのことでした。

三カ月過ぎたころにはニキビあとの腫れた部分が数カ所残る程度にまで治ってきました。

そこで、炎症のある部分に殺菌作用の強いスパイクラベンダーを二滴、原液で患部にだけ塗布してみたのです。すると症状は急速に改善し、数日間でなかなか完治しなかったしつこいニキビあとが跡形もなく治りました。

【じんましん】

背中一面に広がったじんましんのかゆみと炎症が完治

中井洋子さん（二十五歳・女性）

私は、子どものころにじんましんを発症し、十五歳ぐらいまでステロイド剤を使用していました。その後いったん症状は治まったものの、大学卒業後、会社勤めをはじめたのをきっかけに、全身にじんましんが再発したのです。とくにひどいのは背中で、がまんできないかゆみに悩まされていました。背中の開いた洋服などは一切着れず、夏も水着になることもできません。

じんましんの治療として、皮膚科で飲み薬とステロイドの軟膏を処方されました。薬を使えば数日間はかゆみや炎症は抑えられますが、薬をいったん中止すると症状がさらに悪化します。

なんとかステロイドをやめたいと思いながらも、一時的には軽くなるため、なかなかステロイドを断ち切ることができないでいたのです。症状がよくなっては悪くなる、というリバウンドをくり返していました。

そんなとき、アロマセラピーで皮膚病を治療しているカワバタクリニックをテレビで知り、治療を受けることにしたのです。

じんましんのためのブレンドオイルは、ティートリー二〇滴、ラベンダー一五滴を二〇ミリリットルのホホバオイルで希釈したものでした。これを一日五回、患部に塗布するよう指導されました。

それまで処方されていたステロイドは一切やめ、アロマセラピーだけの治療を続けていたところ、すぐにかゆみがやわらぐのを実感しました。

その後、炎症を抑えるために前述のレシピにローマンカモミールとジャーマンカモミールをそれぞれ追加したブレンドオイルを処方されたのです。

そして、さらにアロマセラピーを継続したところ、三カ月経過するころにはかゆみがほとんどなくなり、四カ月目にはじんましんの色が薄くなってきたことを実感しました。

目に見えて肌がきれいになるのを実感したので、そのまま根気強く治療を続けていくうちに、半年を経過したころには、ほとんど気にならない段階にまで症状が改善したのです。

ステロイドを使わないでアロマセラピー単独で肌をきれいにすることができ、ひじょうに喜んでいます。リバウンドを起こすこともまったくありません。

（九一ページ写真参照）

【水虫】

ジュクジュクした水虫がきれいに消えて再発もない

高田カオルさん（二十七歳・女性）

私は五年前から両足の指の間と親指のつめ水虫に悩んでいました。市販薬や皮膚科で処方された薬を使っていましたが、少し症状がよくなって塗るのを中断すると、すぐにもとの状態に戻ってしまうのです。治療には根気よく薬を塗り続けることが大切とはわかってはいても、ついつい塗り忘れる日が続き、症状はなかなか改善されませんでした。

そんなとき、ティートリーという精油が水虫に効くという話を聞き、デパートでティートリーの精油を買ってみました。精油を買ったお店でカワバタクリニックを紹介され、受診することにしたのです。

診察の結果、私の水虫はひじょうに悪化しており、とくに両足の指と指の間の皮膚の炎症がひどく、ただれ（びらん）ているということでした。確かに、親指の変色もかなり進んでいるようでした。

水虫治療のためのブレンドオイルは、ティートリー三滴、ゼラニウム三滴、ラバンサラアロマティカ三滴を一〇ミリリットルのホホバオイルで希釈したものでした。これを一日五〜六回、清潔な皮膚に塗るように指導されました。

市販の水虫治療薬には、ツーンとした刺激のあるものが多いのですが、このブレンドオイルは皮膚に刺激もなく、マイルドな印象でした。

アロマセラピーをはじめてから二日目には指の間のただれも落ち着き、その後、徐々に足の皮膚は健康を回復していったのです。

ふつう、水虫は根治が難しく、夏だけでなく症状の出ない冬場でも薬を塗らなければならないといいますが、アロマセラピーでは三カ月後にはつめの変色が完全になくなっていました。

この処方では、誤って健康な皮膚につけてしまっても心配がなく、副作用がないことも魅力です。他人に知られることなくアロマセラピーで水虫を完治することができ、とてもうれしく思っています。

水虫が完治してからも、足の清潔のためにホホバオイルを倍量にして希釈濃度を低くしてアロマセラピーを続けていますが、その後再発は起きていません。

（九二ページ写真参照）

【円形脱毛症】

かつらを着用するほどのツルツル頭から黒髪が生えてきた

三沢佐知子さん（三十五歳・女性）

私は三十歳で結婚してからも仕事と家事をなんとか順調に両立させていました。ところが、三十三歳で管理職になったころを境に、頭頂部に十円玉くらいの円形脱毛症が出現したのです。

最初は髪の毛で隠れていたのでそれほど気になりませんでしたが、髪の毛はどんどん抜け続け、二カ月後には頭髪がまばらになってほとんどツルツルの状態になってしまったのです。カツラを着用しなければとても人前に出ることはできません。

皮膚科で悪性脱毛症と診断され、ステロイドの内服や軟膏、注射による治療を続けました。原因はストレス以外にはとくに思い当たりませんが、医師も首をかしげるばかりです。

これらの治療によって毛髪は一時的には生えるものの、すぐにもとの状態に戻ってしまい、ついに頭髪はすべて抜けてしまい、まゆ毛やまつ毛まで抜けてしまったのです。

あまりのことに、私は生きる気力も失っていたところ、書店で『星状神経節《せいじょうしんけいせつ》ブロック療法』（マキノ出版）を見つけ、星状神経節ブロックが円形脱毛症に効くことを知ったのです。そこで、わらをもつかむ気持ちでブロック療法を希望し、カワバタクリニックを受診しました。

神経ブロックを三カ月月受けたところ、なんとかまゆ毛やまつ毛が生えはじめ、頭部にも産毛が生えてきました。しかし、それ以上回復する兆しはありません。そこで、川端先生のすすめで治療法をブロック療法からアロマセラピーに切り替えることにしたのです。

脱毛症のためのブレンドオイルは、ローズマリーカンファー一二滴、レモン一〇滴、ペパーミント一〇滴を、ビーソフテンローション五〇《ミリリツトル》に混ぜたものを処方されました。これを頭部に一日二回塗りました。

こうした治療を根気強く続けたところ、アロマセラピーを開始して半年目ぐらいから徐々に黒い頭髪が生えるようになり、八カ月経過した現在では、頭皮に黒い毛がだいぶ生えてくるまでに回復しました。

まだまだ加療中ですが、ツルツルだった頭がここまで回復したのですから、今後も完治を目指してアロマセラピーを続けていきたいと思っています。

（九二ページ写真参照）

【わきが（腋臭症）】

一〇年来の悩みのわきがが三カ月でにおいがしなくなった

村石優子さん（二十四歳・女性）

私は中学生のころ、たびたび運動のあとなどに「わきがにおう」と指摘されたことがありましたが、当時はそれほど気にはしていませんでした。

わきがを意識するようになったのは、高校三年ごろからでした。母親から「わきがかもしれないから病院に行くように」といわれたのがきっかけでした。

わきがは独特な鼻を突くにおいを発しますが、本人にはなかなか自覚できないようです。自分のにおいが気になる年ごろでもあったため、皮膚科を受診したのです。

診断の結果、軟膏を塗布する治療を受けたものの、においを弱くしたりする効果はほとんどありませんでした。

軟膏をつける以外にも、毎日、一時間ごとにわきの下をよく拭いて制汗剤をつけるなど、清潔を心がけて自分なりのケアを続けていましたが、一向に改善はみられません。毎年夏が来るのがとてもゆううつだったのです。

ところで、私はもともと肩こりの治療でカワバタクリニックに通院していました。そんなとき、川端先生の書いた『医師がすすめるアロマセラピー』を読み、精油に殺菌作用があることを知り、アロマセラピーでわきがの治療ができないか相談してみたのです。

川端先生は、わきが治療のブレンドオイルとして、タイムリナロール一滴、ティートリー二滴、ゼラニウム三滴を五ミリリットルの精製水と五ミリリットルのエタノールで希釈したものを処方してくれました。これをスプレー式の容器に入れてわきの下に適量スプレーするようにアドバイスされたのです。

それからというもの、一日三回スプレーする以外にも、においが気になるときにも努めて使うようにしたところ、一カ月くらい経ったころ、母親から「以前よりもにおいが弱くなったようだ」といわれたのです。

体がにおうかどうかは身内にしかなかなか聞けないものですが、アロマセラピーを開始してから三カ月経った現在では、家族からも「においがほとんどしなくなった」といわれるようになりました。

コラム③：かゆみと痛み

　かゆみの定義は「かきたくなる不快な感覚」です。これは皮膚や粘膜に刺激が加わったときだけに起こる特有の感覚で、内臓や深部組織からは感じることはできません。皮膚に炎症が起こると角質細胞からカテプシンと呼ばれる物質が放出され、白血球からはロイコペプチダーゼと呼ばれる物質（どれもたんぱく分解酵素）が放出されて、かゆみとなります。また、たんぱく分解酵素によるかゆみは、プロスタグランディンによって増強されます。たんぱく分解酵素は、メラニンの産生を増加するため、かゆみがひどい部分では色素沈着がみられます。

　たんぱく分解酵素以外でかゆみの原因となる物質（発痒《はつよう》物質）には、肥満細胞から放出されるヒスタミンや、髪の毛などの皮膚への物理的な刺激などがあります。

　かゆみと痛みの違いは、次のようにまとめることができます。

(1)かゆみはかゆい部分をかくという反応を誘発するが、痛みは手を引っ込めたり曲げたりという屈曲反応を誘発する
(2)四一度以上のお湯に皮膚をつけるとかゆみはらくになるが、痛みは増強する
(3)皮膚の表皮を取り除くとかゆみは消えるが痛みは現れる
(4)痛みが生じるような刺激は、かゆみを一時的に抑えることがある

第3章

アロマセラピーで女性の病気は治せる

解説
吉井友季子
吉井クリニック院長

女性の病気をいやす精油の薬効

●エストロゲンが女性の健康をつかさどる

私がアロマセラピーを治療に導入するようになったのは、二年前からです。当時、私は老人保健施設で高齢者の病気のケアにあたっていました。老人保健施設は病気の急性期を過ぎた高齢者が自宅に帰るまでのリハビリの施設です。

一〇〇人ほどの入所者のうち、多くの人が足のむくみに悩まされていました。加齢とともに心臓や腎臓の働きが弱くなると、血液循環が悪くなって余分な水分を排泄《はいせつ》することができなくなります。これに運動不足などが重なって、足に体液がたまり、パンパンにむくんでしまうのです。高齢者は体の代謝《たいしゃ》機能が衰えているため、利尿《りにょう》剤を用いてもむくみはなかなか改善しないため、むくみを取る方法を試行錯誤していたのです。

そんなとき、日本アロマセラピー学会の活動を通じて、アロマセラピーに優れた浮腫《ふしゅ》（むくみ）解消作用があることを知ったのです。

早速、サイプレスとレモン、ジュニパーを用い、足浴とマッサージを試みました。精油のいい香りに包まれてマッサージを受ける心地よさは高齢者にも大好評で、足のむくみも目に見えて解消されていきました。リラックス効果も抜群です。

以来、私のクリニックでは、内科と婦人科の治療にアロマセラピーを導入し、患者さんがセルフケアで役立てられるよう指導することになりました。

婦人科疾患は、さまざまな症状のうち、メディカルアロマセラピーがもっとも得意とする分野といえます。女性の心身は一生を通じて女性ホルモンの影響を強く受けており、ホルモンのバランスが乱れると腹痛や腰痛などの痛みとなって現れたり、イライラやうつ状態、不安感など精神面でダメージをもたらしたりします。

アロマセラピーで用いる精油には、女性ホルモン様の働きを持つものが数多くあり、これに鎮静作用や鎮痛作用のある精油を組み合わせることで、不快症状を解消していきます。数種の精油の相乗効果によって、全身に現れたさまざまな不快症状が抑えられていくのです。

私たちの体内では、四〇種ほどのホルモンが作られています。ホルモンは血液の流れに乗って組織や臓器に刺激を与え、体の機能がスムーズに働くように調整しています。体が必要とするホルモンは微量ですが、これがたとえ微量であっても、過剰になったり欠乏したりすると、組織や臓器はたちまち正常に働くことができなくなります。「ホルモンのバランスが乱れる」とは、ホルモンの分泌が多すぎたり少なすぎたりすることを意味しています。

女性ホルモンにはエストロゲン（卵胞《らんぽう》ホルモン）とプロゲステロン（黄体《おうたい》ホルモン）があり、ともに卵巣から分泌されています。エストロゲンは、思春期にあっては女性らしい丸みの帯びた体つきを作るなど第二次性徴を起こし、性成熟期には妊娠に備えて子宮の内膜《ないまく》を増殖させるなどの働きをします。また、脳や心臓、血管、骨、泌尿器、皮膚などあらゆる臓器の働きにも密接に関わっています。

エストロゲンには次のような働きがあります。

①高脂血症《こうしけつしょう》を予防する

エストロゲンは脂質代謝《たいしゃ》（脂質の合成と分解）と深いかかわりがあります。善玉コレステロール（ＨＤＬコレステロール）はふやして悪玉コレステロール（ＬＤＬコレステロール）はへらし、総コレステロールを抑えます。

②動脈硬化を予防する

①の働きによって血管へのコレステロールの沈着を防ぎ、血管のしなやかさを保つので、結果的に動脈硬化が原因で起こる狭心症《きょうしんしょう》や心筋梗塞《しんきんこうそく》、脳梗塞が発症しにくくなります。脳動脈を健康に保つので痴呆症《ちほうしょう》も予防します。

③骨粗鬆症《こつそしょうしょう》を予防する

エストロゲンは骨を形成する骨芽《こつが》細胞の増殖を促して骨の産生を高め、カルシウムを骨に沈着させるビタミンＤの吸収を促します。また、カルシウムが骨から溶け出すのを抑えて骨を強化します。

④膣の健康を維持する

エストロゲンは膣粘膜組織の増殖を促して、膣を常にみずみずしい状態に保ちます。エストロゲンが不足すると、粘膜組織が萎縮《いしゅく》して炎症や性交痛を起こしやすくなります。尿道粘膜や筋肉の萎縮を予防するのもエストロゲンの働きです。

⑤皮膚の健康を保つ

エストロゲンは皮膚を構成する細胞に働きかけ、弾力性を保つコラーゲン、保湿性を保つヒアルロン酸などの物質をふやす働きがあります。

コラーゲンやヒアルロン酸が不足すると、皮膚は保湿力を失って乾燥しやすくなり、シワやたるみが目立つようになります。また、水分が不足するとかゆみも引き起こします。

以上のようなエストロゲンの働きに対して、プロゲステロンは子宮に作用して受精卵の着床を促し、妊娠を維持させるという働きがあります。

●ホルモンバランスが乱れるわけ

女性ホルモンは、卵巣や子宮の発育不良や老化、子宮内膜症などの病気やストレスが影響してバランスを崩します。

子宮や卵巣の働きが完全ではない思春期は、ホルモンの変動も激しいため心身ともに不安

月経周期に影響するホルモン分泌の流れ

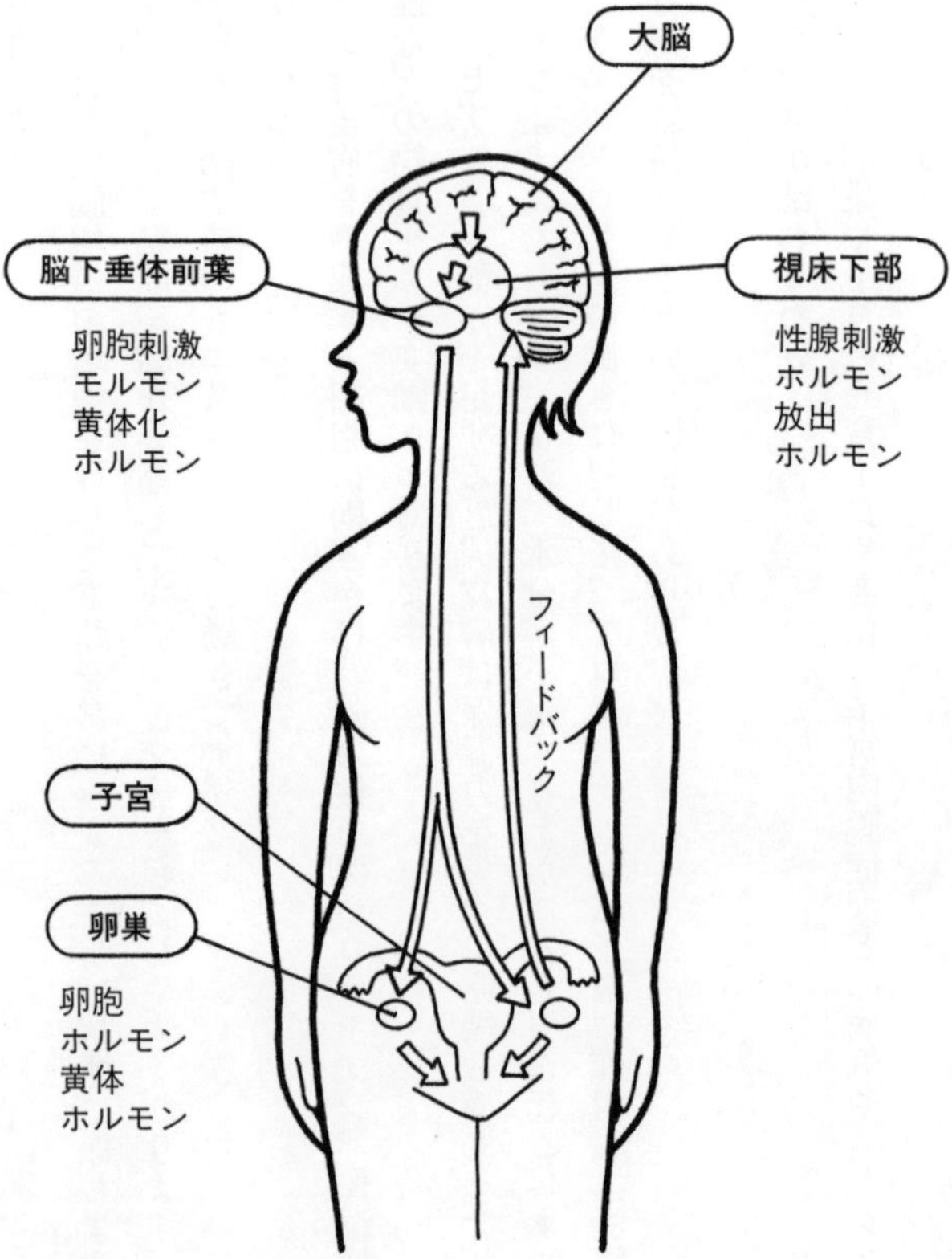

定になりがちです。月経周期は乱れやすく、月経時に激しい腹痛や腰痛が起こる月経困難症などにも見舞われやすくなります。卵巣機能がもっともさかんな十八～四十歳までは、妊娠や出産という大イベントを経験するだけでなく、子宮筋腫《きんしゅ》や子宮内膜症、子宮ガンなどの病気を起こしやすい年代であるともいえます。

卵巣の機能が衰える四十歳以降、女性ホルモンの分泌は思春期と同じように不安定になり、閉経をはさむ前後一〇年間は更年期障害と呼ばれる変調が現れます。エストロゲンの欠乏は自律神経の働きを乱し、頭痛や腰痛、肩こり、むくみ、イライラ、顔のほてりなどの自律神経失調症を招きます。またエストロゲンの働きを失うことで、動脈硬化、骨粗鬆症、高脂血症、肥満、心臓疾患などの生活習慣病も発症しやすくなります（一六二㌻参照）。

ストレスもホルモンの分泌を乱す大きな要因です。ホルモンの分泌を調整しているのは、視床下部《ししょうかぶ》と下垂体《かすいたい》です。視床下部は、好き・嫌い、快・不快などの情動や過去の記憶をつかさどる大脳辺縁系《だいのうへんえんけい》と隣接しており、ストレスの影響をたいへん受けやすい器官なのです。

仕事や勉強上のストレス、対人関係のトラブルから「不快」「つらい」などといった感情が大脳辺縁系で生じると、その刺激は視床下部の働きを乱し、ホルモンの分泌に影響を与えます。悩み事やストレスを抱えているときに月経が遅れたり、早まったりするのも、視床下部の働きが乱れてホルモン分泌がうまくいかなくなるからです。

このように、心のあり方とホルモンの分泌はたいへん密接な関係があるため、女性特有の

エストロゲン分泌量の変化

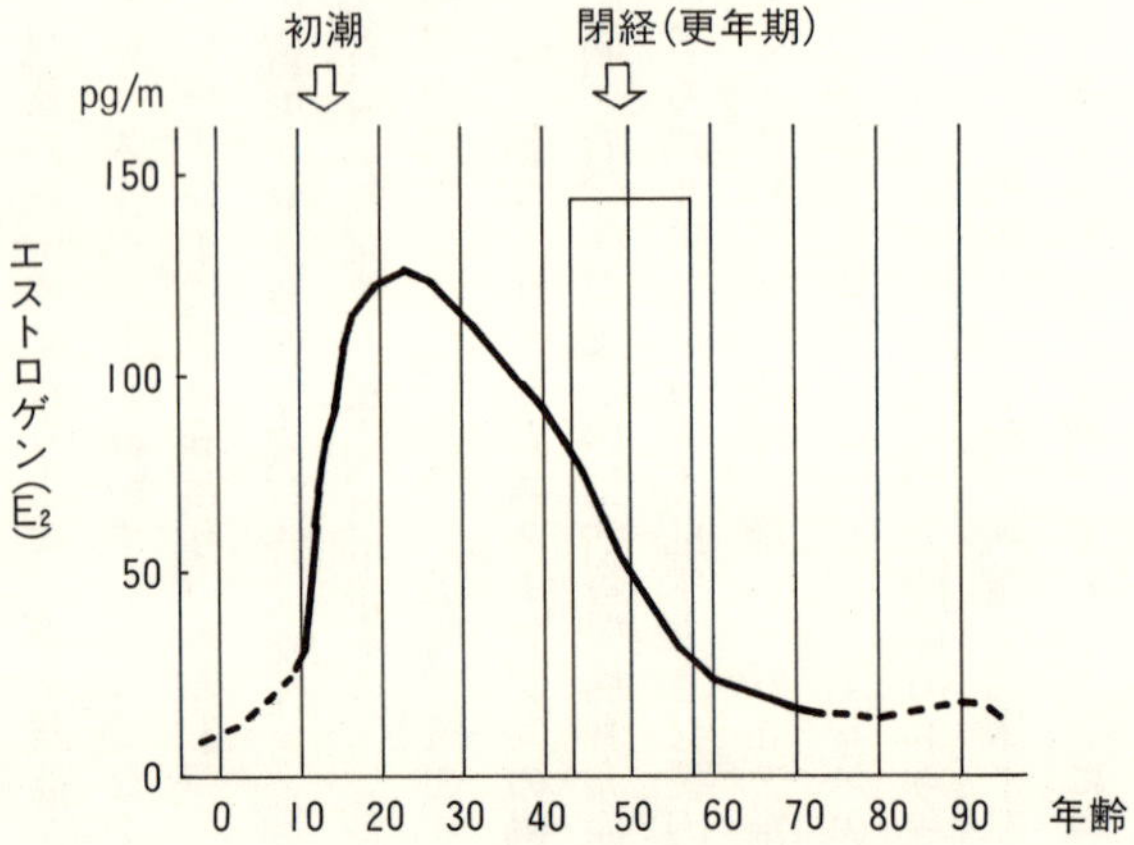

卵巣内の卵子の数の変化

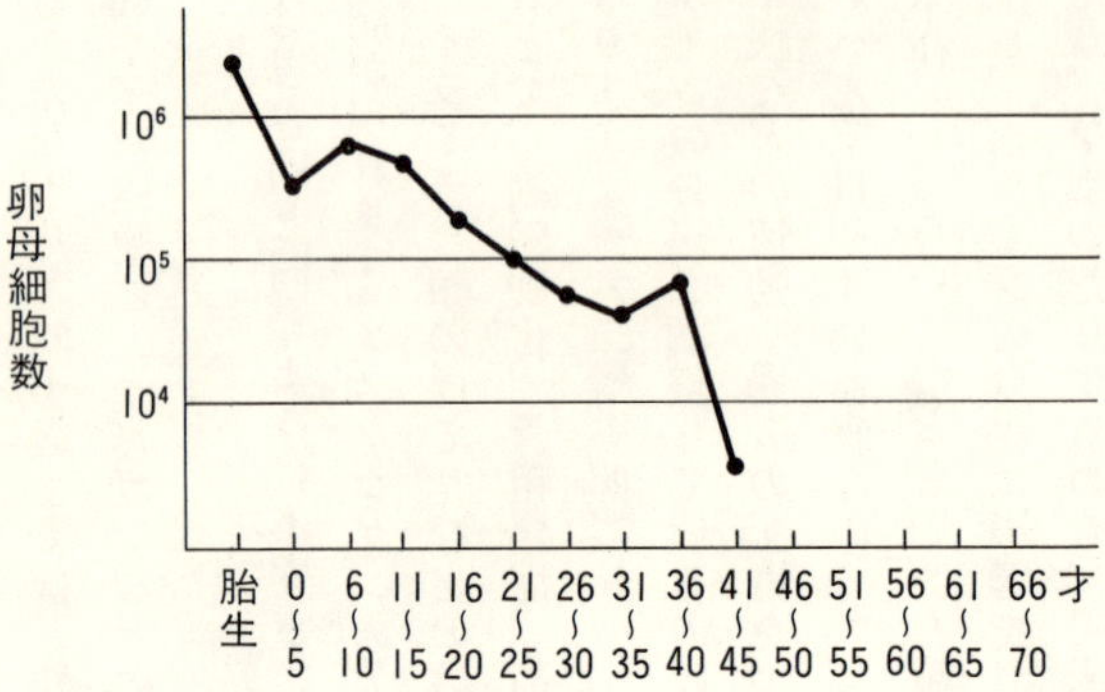

病気を治すには心身両面の安定をはかることがきわめて大切なのです。

●ホルモンバランスを整えるアロマセラピー

アロマセラピーによって卵巣や子宮の病気を治すことはできませんが、女性ホルモンと同じ働きをする精油を駆使することによって、不足しているホルモンを補い、ホルモンバランスを調整すれば不快な症状を解消することができます。

私のクリニックでは内科と婦人科の治療を行っており、患者さんの九割は女性です。患者さんの年齢は十〜八十代までと幅広く、抱えている病気もさまざまですが、アロマセラピーは更年期障害や月経前緊張症、月経困難症の改善に優れた効果を発揮しています。

更年期障害の治療として、ホルモン補充療法を受けるのが難しい人や抵抗感のある人は、アロマセラピーを積極的に活用するといいでしょう。効果的なアロマセラピーの方法については後述します。

効果の現れ方には個人差がありますが、アロママッサージを行ったその日のうちに月経痛が解消したというケースは少なくありません。体調が悪いときに自分でケアでき、心地よい香りに包まれて心身ともにリラックスできるアロマセラピーは、患者さんたちにたいへん好評です。

最近では、二十〜三十代の若い人に、更年期のような不定《ふてい》愁訴《しゅうそ》を訴えるケースが少なくありません。生活に変化の多いこの年代はストレスの影響を受けやすく、検査をしても異常はないものの、頭痛や腹痛、不眠、ほてり、月経不順などの不快な症状を訴えます。

これは、数値に現れないほど微妙なホルモンの乱れが起こっているからだと考えられます。アロマセラピーはこのような場合にもひじょうに有効で、すみやかに症状を解消します。

女性ホルモン様の作用を持つ精油には通経《つうけい》（月経を起こす）作用のあるものもあります。妊娠の可能性がある人や妊娠している人は、主治医と相談のうえアロマセラピーを行ってください。

●女性の病気に効く精油と有効成分

女性の病気に効くアロマセラピーの基本は、女性ホルモン様作用のある精油を中心に、神経の高ぶりを抑えたり緊張をほぐしてリラックスさせたりする効果のある精油を上手に組み合わせて、全身に現れる不快症状を撃退することです。

エストロゲンと同じ働きをする精油には、クラリセージ、フェンネル、スターアニスなどがあります。プロゲステロンと同じ働きをするのはセージです。子宮や子宮周辺の血流を促すのは、ニアウリ、サイプレス、シダーウッド、マスティックトリー、ヘリクリサムなどがあります。女性の症状に有効な精油は一六六ジペーの表にまとめました。

クラリセージに含まれるスクラレオール（ジテルペンアルコール類）にはエストロゲン様

作用があり、体内でエストロゲンと同じように働きます。ホルモンバランスを整える効果があるため、婦人科疾患に広く対応できる精油です。

また、鎮痛作用のある酢酸《さくさん》リナリル（エステル類）を豊富に含んでいることから、心身をリラックスさせ月経中の不安定な気分や痛み、更年期障害の諸症状の緩和にひじょうに有効です。セージのようにα《アルファ》-ツヨン、β《ベータ》-ツヨン（ケトン類）を含まないので、より安全に用いることができます。ただし、妊婦が大量に使用すると流産の危険があるため、通常量（一日一〇滴以内）を守って使用するようにしてください。念のため主治医の指示に従いましょう。妊娠の可能性がある場合や妊婦は原液で使ってはいけません。スターアニスも同様で、妊娠の可能性がある場合は使用してはいけません。

セージは妊娠の可能性がある場合や原液の塗布は厳禁です。また妊婦、子ども、てんかんの既往がある人、高血圧の人も使用できません。セージに含まれるα-ツヨンやβ-ツヨンなどのケトン類は神経毒性があることから、微量で短期間だけの使用に限ります。用い方としては、二〜三カ月使用して一カ月休止し、さらに二〜三カ月使用するという方法をとる場合があります。

そのほか、シナモンは皮膚刺激が強いので原液での使用は厳禁です。また、ウィンターグリーンは抗凝固剤との併用は避けてください。医師に相談のうえ精油を使用すると安心です。

女性の病気に効く精油と主な成分

※エストロゲン様・鎮静・血流増加・利尿作用などがある精油の一覧です。

精　油　名	女性の症状を取る主な成分
イランイラン	ゲルマクレンD（セスキテルペン炭化水素類）
ウィンターグリーン	サリチル酸メチル（エステル類）
クラリセージ	スクラレオール（ジテルペンアルコール類）
サイプレス	セドロール（セスキテルペンアルコール類）
シダー	セドロール（セスキテルペンアルコール類）
シナモン	オイゲノール（フェノール類）
ジュニパー	カリオフェレン（セスキテルペン炭化水素類）
スイートオレンジ	リモネン（モノテルペンアルコール類）
スターアニス	トランスアネトール（フェノール類）
セージ	β-ツヨン（ケトン類）
ゼラニウム	ゲラニオール、シトロネロール（モノテルペンアルコール類）、酢酸ゲラニル（エステル類）
タイムリナロール	パラシメン（モノテルペン炭化水素類）、酢酸リナリル、酢酸ボルニル（エステル類）
タラゴン	メチルカビコール（フェノール類）
ティートリー	テルピネン 4-オール、α-テルピネオール（モノテルペンアルコール類）
ニアウリ	ビリディフロロール（セスキテルペンアルコール類）
ネロリ	リナロール、ゲラニオール（テルペンアルコール類）、酢酸リナリル、酢酸ゲラニル（エステル類）
バジル	メチルカビコール（フェノール類）
プチグレン	酢酸リナリル、酢酸ネリル、酢酸ゲラニル（エステル類）
ペパーミント	メントール（モノテルペンアルコール類）
ヘリクリサム	βジオン（ケトン類）、酢酸ネリル（エステル類）
マスティックトリー	テルピネン 4-オール（モノテルペンアルコール類）
マンダリン	リモネン（モノテルペン炭化水素類）
ユーカリラジアタ	α-テルピネオール（モノテルペンアルコール類）
ヨーロッパアカマツ	α-ピネン、β-ピネン（モノテルペン炭化水素類）
ラベンダー（真正）	リナロール（モノテルペンアルコール類）、酢酸リナリル（エステル類）
レモン	リモネン（モノテルペン炭化水素類）
ローマンカモミール	イソブチルアンジェレイト、イソアミルアンジェレイト（エステル類）
ロックローズ	α-ピネン（モノテルペン炭化水素類）
ローズマリーカンファー	カンファー（ケトン類）

症状別・女性の病気に効くアロマセラピー

●更年期障害に効くアロマセラピー

閉経をはさんだ前後一〇年間くらいの期間を更年期と呼び、この期間に起こるさまざまな不快症状を更年期障害といいます。

更年期は子育てが終わり、老親の介護や定年を迎えた夫との二人きりの生活がはじまる時期とぶつかります。将来への不安、寂しさ、生活面での変化が重なって精神的にも不安定になり、体調の変化と相まってうつ症状や情緒不安定など精神面でも変調をきたします。

さらに、女性の平均寿命はいまや八十四歳に達しましたが、寿命が延びたということはそれだけホルモン欠乏状態が続くということにほかなりません。更年期をうまく乗り切り、その後の老年期を健やかに過ごすためには、ホルモンバランスを整えることが必要不可欠といえます。

婦人科で一般的に行われているホルモン補充療法（ＨＲＴ：Hormone Replacement

Therapy）は、エストロゲンとプロゲステロンを内服し、不足しているホルモンを補ってホルモンバランスを整える治療法です。治療を開始すると間もなくのぼせや発汗、ほてり、動悸《どうき》や息切れ、頭痛などの症状が目に見えて改善されます。

ただし、ＨＲＴはすべての女性に適しているわけではありません。子宮体《たい》ガンや乳ガンの既往症《きおうしょう》や肝機能障害や子宮筋腫《きんしゅ》がある場合など、いくつかの病気では治療を受けられないこともあります。また、患者さんのなかには、じゅうぶんなインフォームドコンセント（受診時の説明を受けたうえでの同意）を行ってもＨＲＴに抵抗感を持つ人がいます。

このような場合の補助療法として、漢方療法のほかアロマセラピーが選択されます。女性ホルモン様の働きを持つ精油を用いて欠乏したホルモンを補い、ホルモンのバランスを整える効果が期待できます。ＨＲＴのように症状が劇的に変化することはありませんが、副作用の心配もなく着実に効果を現します。

ＨＲＴに使われる女性ホルモン剤には内服薬のほかに、経皮《けいひ》吸収エストロゲン製剤（エストラダーム）があります。簡単にいうと湿布タイプのホルモン剤で、二日おきに腰に張り替《は》えて効果を維持します。内服薬の場合、成分のほとんどは肝臓で代謝《たいしゃ》されて活性を失ってしまいますが、湿布タイプは皮膚から吸収されて直接血液中に入ります。胃や肝臓を通らないため、体に負担をかけず、しかも必要最低限の使用量で薬剤の血中濃度を維持できるという利点があります。

アロマセラピーによるケアも、この湿布タイプと同様の効果が得られると考えていいでしょう。精油を患部に塗ったりマッサージすることで、精油の有効成分は皮膚から浸透し、肝臓の代謝を受けずに効率よく有効成分を血液中に送り込むことができます。

その結果、体は閉経前のホルモンバランスにより近い状態となり、さまざまな不定愁訴《ふていしゅうそ》を解消することができるというわけです。

精油の作用はホルモン検査によっても、確認することができます。更年期に入るとエストロゲンの血中濃度が低下する一方で、卵巣を刺激するためのホルモンの濃度が上昇しますが、アロマセラピーを始めるとエストロゲン量がふえ、卵巣を刺激するホルモンの濃度は低下していきます。

不定愁訴らしき自覚症状があったときは、まず婦人科で検査を受けましょう。更年期障害だと自覚はしていても、内科的な病気が潜んでいることもあります。ホルモン検査などで更年期障害と診断がついたら、月経があってもアロマセラピーをはじめてかまいません。早くケアを開始するほど、苦痛をすみやかに解消することができます。

更年期障害の処方には、閉経前の処方と閉経後の処方があります。そのほか、のぼせや肩こり、頭痛、イライラなど特定の症状を解消する即効性のある処方があります。

レシピ①で月経の出血量がふえたり、周期が正常になって月経が完全に再開することがあります。月経の再開を「めんどう」と思うか「うれしい」と思うかは、人それぞれでしょうが、ホルモンバランスが安定した結果の再開ですからあながち悪いことでもないのではないでしょうか。

レシピ②は、六カ月間使用して七〇％程度の人に月経の再開がありますので、その点を考慮して使用してください。イランイランは性欲減退によく効きます。

また、更年期の主な症状として、気温が高いわけでもないのに突然顔がポーッと上気して真っ赤になり、それと同時に汗をどっとかいたり、体がほてったりするなどの症状が現れることがあります。

このようなときには、エストロゲン様作用や赤みを取る作用のあるロックローズを使います。鎮静作用のあるゼラニウムとヘリクリサムを合わせて用い、心身の緊張を解消します。

そのほか、肩こりや足のむくみ、高血圧や頻脈《ひんみゃく》、不眠、イライラ、抑うつ感、疲労感などさまざまな症状を伴います。女性ホルモンの不足が原因で起こるこれらの不快症状に即効的に効くレシピを③〜⑨にまとめました。

肩こりには肩周辺の筋肉の緊張をほぐすことが大切です。血流増加作用と筋肉弛緩《しかん》作用のあるペパーミント、血流増加作用とリラックス作用のある真正ラベンダー、鎮痛作用と血流増加作用のあるシナモンが適しています。

足がパンパンに張ったり、だるくなったりしたときには、血流増加作用のあるレモンやむくみを取るサイプレスが有効です。ペパーミントは血流を増加させるとともに、筋肉を弛緩させて足の筋肉疲労を緩和します。独特の清涼感があります。

わけもなく心臓がドキドキし、脈が速く打つときは、鎮静作用のあるイランイラン、マンダリン、プチグレンを用います。これらの精油は自律神経を調整している視床下部に働きかけて神経の興奮を抑え、心臓の拍動をゆったりさせ、頻脈や血圧の上昇を抑えます。

鎮静作用のあるプチグレン、交感神経の緊張を緩めて血流増加作用やリラックス作用をもたらす真正ラベンダー、交感神経の緊張を解くネロリ、血流増加作用のあるレモンが心を落ち着け、スイートオレンジがうつ気分を緩和します。

うつうつとした気分には、神経刺激作用と気分効用作用のあるローズマリーカンファー、心身に刺激を与えるヨーロッパアカマツが有効です。

心身の疲労感を取るには、ユーカリラジアタが有効です。ユーカリラジアタには免疫上昇作用があり、またゼラニウムは落ち込んだ神経を静める作用があります。

《レシピ①》閉経前

クラリセージ三滴、スターアニス三滴、サイプレス三滴、バジル三滴を一五《ミリリツトル》のホホバオイルで希釈《きしゃく》し、下腹部に軽く塗布します。一日三回行います。
三カ月間使用して変化がなければ一カ月間中止し、再度三カ月（精油の塗布は一日三回）続けます。

《レシピ②》閉経後

クラリセージ六滴、スターアニス六滴、セージ三滴、イランイラン三滴を一五《ミリリットル》のホホバオイルで希釈し、下腹部に軽く塗布します。一日三回行います。

《レシピ③》ホットフラッシュ

ロックローズ一滴、ゼラニウム二滴、ヘリクリサム一滴を五《ミリリットル》のホホバオイルで希釈し、胸からのど周辺にかけて塗布します。症状が気になるときに行います。

《レシピ④》肩こり

ペパーミント二滴、真正ラベンダー二滴、シナモン一滴を五《ミリリットル》のホホバオイルで希釈し、首から肩にかけて塗布します。症状が気になるときに行います。

《レシピ⑤》足のむくみ

レモン一滴、サイプレス一滴、ペパーミント二滴を五《ミリリットル》のホホバオイルで希釈し、とくにふくらはぎを中心に塗布します。症状が気になるときに行います。

《レシピ⑥》高血圧・頻脈

イランイラン三滴、マンダリン三滴、プチグレン三滴を一五《ミリリットル》のホホバオイルで希釈し、一日三回胸と腹部全体に塗布します。

《レシピ⑦》不眠・不安感・イライラ

プチグレン二滴、真正ラベンダー三滴、ネロリ二滴、スイートオレンジ二滴を一五ミリリットルのホホバオイルで希釈し、胸と腹部全体に塗布します。一日三回行います。

《レシピ⑧》抑うつ感

ローズマリーカンファー二滴、ネロリ二滴、ヨーロッパアカマツ二滴を一五ミリリットルのホホバオイルで希釈し、胸と腹部全体に塗布します。一日三回行います。

《レシピ⑨》疲労感

ヨーロッパアカマツ二滴、ユーカリラジアタ三滴、ゼラニウム三滴を一五ミリリットルのホホバオイルで希釈し、胸と腹部全体に塗布します。一日三回行います。

●月経困難症に効くアロマセラピー

月経困難症は、月経時の下腹部や腰などの痛みがひじょうに強いため、寝たきりになったり、日常生活に支障をきたすような状態をいいます。吐き気や頭痛などの症状が加わることもあり、あまりの苦痛に会社や学校を休んだりする人も少なくありません。

月経困難症には、子宮筋腫《きんしゅ》や子宮内膜症《ないまくしょう》などが原因で起こる器質性《きしっせい》月経困難症と子宮や卵巣に異常のない機能性月経困難症があります。

症状が急にひどくなったり、出血が急にふえたりした場合は、前者である可能性もあるので、念のため婦人科の診察を受けましょう。

子宮や卵巣に異常がない場合は、骨盤内のうっ血を改善するために、ウォーキングなど軽い運動を行うとともに、アロマセラピーで心身のバランスを回復させましょう。

月経困難症の処方箋

月経の痛みをやわらげるのはクラリセージです。クラリセージは、植物由来の女性ホルモンであるスクラレオールや鎮痛作用のある酢酸《さくさん》リナリルを含んでおり、ホルモンの分泌を調整し、過敏になっている神経を鎮めてくれます。鎮痛作用のあるバジルやマンダリンを合わせるとよりいっそう心身のリラックス効果が高まります。

また、この処方を月経開始の一週間ぐらい前から行うと、月経痛が軽くなる効果が期待できます。

《レシピ》

クラリセージ三滴、バジル二滴、マンダリン二滴を一〇ミリリットルのホホバオイルで希釈し、下腹部を軽くマッサージします。月経期間中の一日三回行います。

●月経前緊張症に効くアロマセラピー

月経開始の三～一〇日ほど前からさまざまな不快症状が現れる状態を月経前症候群といいます。最近ではＰＭＳ（Premenstrual syndrome）として知られています。

症状は頭痛や腹痛、顔や足のむくみ、乳房痛、吐きけ、腰痛、不安感、うつ気分、イライラ、ボーッとするなど心身両面に現れ、いずれも月経の開始とともに消えます。原因は完全には明らかになっていませんが、排卵《はいらん》に伴う黄体《おうたい》ホルモンがかかわっているといわれます。

月経前に必ず現れるゆううつな状態も、アロマセラピーで改善できます。

月経前緊張症の処方箋

クラリセージはホルモンバランスを整えるとともに、鎮痛作用も兼ね備えています。筋弛緩作用、鎮痛作用のあるタラゴン、鎮静作用のあるプチグレン、腰部のうっ血を解消するシダーで不快な症状を解消します。

クラリセージは通経作用があるので、妊娠の可能性がある場合、用量と用法には注意してください。一日一〇滴以下、濃度は二％を限度としてください。

月経前に足がひどくむくむ場合は、むくみを取る作用のあるサイプレスと利尿作用のあるジュニパー、鎮痛作用や清涼感のあるペパーミントでマッサージします。

足が重だるいときは、消炎・鎮痛作用のあるウィンターグリーン、心身を強壮にし、抵抗力を高めるユーカリラジアタ、血流を促すレモンでマッサージします。

次のレシピは、いずれも月経開始の三〜一〇日前ごろから一日三行いましょう。

《レシピ①》腰の不快感

タラゴン二滴、クラリセージ一滴、プチグレン一滴、シダー一滴を五《ミリリツトル》のホホバオイルで希釈し、腰や下腹部に塗布します。

《レシピ②》足のむくみ

サイプレス二滴、ジュニパー二滴、ペパーミント一滴を五《ミリリツトル》のホホバオイルで希釈し、力を入れすぎないようにふくらはぎから足首にかけてマッサージします。

《レシピ③》足のだるさ

サイプレス二滴、ジュニパー二滴、ペパーミント一滴、ウインターグリーン一滴、ユーカリラジアタ一滴、レモン一滴を一〇《ミリリツトル》のホホバオイルで希釈し、力を入れすぎないようにふくらはぎから足首にかけてマッサージします。

●カンジダ腟炎《ちつえん》に効くアロマセラピー

カンジダ腟炎は、外陰部《がいいんぶ》の強いかゆみとヨーグルト状の白いおりものがみられるのが特徴です。外陰部や腟の常在菌・カンジダアルビカンスという真菌《しんきん》（カビの一種）が増殖して炎症を起こします。性交渉で感染することもありますが、ほとんどは過労やホルモンバランスが乱れたときや病気などで抵抗力が落ちているときに発症しやすくなります。

抗カンジタ剤を膣内に挿入し、外陰部にも抗カンジタ剤の軟膏を塗ることで五〜七日程度で症状は軽くなります。軟膏《なんこう》は最低一〇日間は継続することが必要です。

ただし、いったん治っても再発することが多く、完治の難しい病気といえます。

カンジダ膣炎の処方箋

ティートリーはあらゆる感染症に威力を発揮し、婦人科領域でもとても有用な精油です。強力な殺菌作用、抗真菌作用のあるテルピネン4-オールに富み、カンジダ菌の増殖を抑えながら、菌に対抗する免疫力を増強します。同じく殺菌作用、抗真菌作用のあるゼラニウム、タイムリナロールを加えると、強力な殺菌作用が期待できます。

人によって治癒《ちゆ》までの時間は異なりますが、抗カンジダ剤で効果がなかったケースでも、アロマセラピーで撃退できたという例はしばしばみられます。

《レシピ》

ティートリー五〇滴を五《ミリリットル》のエタノール＋四五《ミリリットル》の精製水（または五〇《ミリリットル》のローション）で希釈し、一日二回膣の洗浄を行います。

それでも改善しない場合は、ゼラニウム三〇滴、タイムリナロール三〇滴、ティートリーを三〇滴を五《ミリリットル》のエタノール＋四五《ミリリットル》の精製水（または五〇《ミリリットル》のローション）で希釈し、一日二回膣洗浄を行います。

アロマセラピーで女性の病気が治った！　体験報告

【更年期障害】

閉経後の肩こりとのぼせが解消しエストロゲン値も上昇

石田智子さん（五十一歳）

二年前に閉経してから、全身倦怠《けんたい》感、のぼせ、肩こり、などの症状を自覚していましたが、「更年期障害だからしかたない」ととくに対処もしないで過ごしていました。

体調が優れず、毎日があまりにもゆううつなので、知人に相談したところ、アロマセラピーで更年期障害を治療している吉井クリニックを紹介され、受診したのです。

初診時のホルモン検査では、E_2：一〇pg/ml以下、FSH：八二mIU/ml、LH：三四mIU/mlを示しており、更年期パターンと判定されました。

ホルモン検査以外にはとくに異常が認められなかったため、アロマセラピーでの治療をはじめることになりました。

症状としては、肩こりがとくにひどかったため、ペパーミント二滴、真正ラベンダー二滴、シナモン一滴を五《ミリリットル》のホホバオイルで希釈したオイルを処方されました。これは肩こりに効くレシピで、毎日肩こりのひどい部分を塗布するよう指導されたのです。

これらを実行したところ、その日のうちに不快な諸症状がすべて軽くなりました。その後も日に日に体がらくになり、ふさぎこんでいた気分も晴れやかになっていきました。

アロマセラピーを開始して一カ月後のホルモン検査では、E_2：一六pg/mℓ、ＦＳＨ：七二mIU/mℓ、ＬＨ：三二mIU/mℓとホルモンバランスが少し改善されていました。

さらに驚いたのは、不規則ですが月経が再開したことです。

これにはさすがにびっくりして少しとまどいを覚えましたが、その一方で女性としての機能が戻ってきたことに喜びを感じました。

現在もアロマセラピーを続け、不快症状の解消に役立てています。

【更年期障害】

閉経後のイライラや高血圧、全身の倦怠感が解消

飯田文子さん（五十三歳）

私は三年前に閉経しましたが、その直後から頭痛や全身倦怠感、イライラ感が次第に強くなるようになりました。近所の病院を受診したところ、最大血圧が一六五㎜Hg、最小血圧が九八㎜Hgで、高血圧と診断されました。

気分が悪いときなどは、上が一八〇㎜Hg以上になることもありましたが、脳波や頭部ＣＴ（コンピュータ断層撮影）、ＭＲＩ（磁気共鳴画像）、心電図やレントゲン検査を受けても異常は見つかりませんでした。

病院で処方された降圧剤を服用したところ、気分が悪くなってしまったため、中止しました。ホルモン検査では、E_2：一〇pg/mℓ以下、ＦＳＨ：一二一mIU/mℓ、ＬＨ：三八mIU/mℓという結果で、医師には更年期障害と診断されました。

ところで、私は以前から香りに興味があり、気分転換目的にアロマセラピーを行ったことがありました。友人のすすめもあってアロマセラピーを治療に取り入れているという吉井ク

リニックを受診することにしたのです。

吉井先生は、ペパーミント二滴、ラベンダー二滴、シナモン一滴を五ミリリットルのホホバオイルで希釈したブレンドオイルを処方してくれました。これは肩こりに効くレシピで、首から肩にかけて塗るように指導されました。

さらに、高血圧に効くレシピとして、イランイラン三滴、マンダリン三滴、プチグレン三滴を一五ミリリットルのホホバオイルで希釈したものも合わせて処方してくれました。

このブレンドオイルは、肩こりのレシピとは別に、胸とおなかに一日三回塗るように指導されました。

これを行ったところ、頭痛や全身倦怠感を訴える回数が次第になくなり、二週間後には倦怠感はかなり改善したのです。

また、懸念だった血圧の大きな変動や頭痛もなくなって、現在は心身ともに安定した毎日を送っているところです。

この場合、女性ホルモンの数値にとくに変化はみられませんでしたが、気になっていた症状はすべて解消することができ、ひじょうに喜んでいます。

【月経前緊張症】

月経前に必ず現れるむかつきや腹痛、頭痛が解消した

坂本美奈さん（二十三歳・女性）

私は、毎月月経の一〇日ぐらい前になると、むかつきや腹痛、頭痛に悩まされ、近くの婦人科を受診して内服薬を処方されましたが、ほとんど効果はありませんでした。

月経がはじまってしまえば痛みは耐えられないほどではないものの、月経前の不快症状にはほとほと困り果て、毎月月経が近づくのがとてもゆううつでした。そこで、アロマセラピーでの治療を希望して吉井クリニックを受診したのです。

月経前緊張症を改善するブレンドオイルとして、タラゴン二滴、クラリセージ一滴、プチグレン一滴、シダー一滴を五ミリリツトルのホホバオイルで希釈したものを処方されました。

このブレンドオイルを月経開始の二週間前から下腹部に一日三回塗布するようにしてみたところ、アロマセラピーをはじめてから一回目の月経で早くも効果が現れてきました。もっとも気になっていたむかつきと腹痛が以前よりも軽くなったのです。そして、その次の月経からは完全に症状がなくなりました。その後も予防のために続けています。

【カンジダ膣炎】

陰部のかゆみが精油の洗浄液で解消し再発もない

小坂律子さん（四十三歳）

私はこれまでに数回カンジダ膣炎で婦人科を受診しています。治療薬であるエンペシドやフロリードなどの膣錠を処方され、きちんと指示されたとおりに塗布を行っていましたが、陰部のかゆみや不快感はほとんど改善しません。また、少しよくなったかと思っても、すぐに再発するということをくり返していたのです。そこで、アロマセラピーでの治療を希望して吉井クリニックを受診したのです。

初診時は、カンジダの検査をしたあと、ティートリーで膣洗浄を行ってもらいました。この洗浄でかゆみは改善しましたが、検査でカンジダがマイナスとならなかったため、さらに強力な精油の洗浄液を処方してもらいました。精油の洗浄液は、ティートリーとゼラニウム、タイムリナロールを三〇滴ずつ、五五ミリリットルの医療用のローションで希釈したものでした。

この洗浄液で膣洗浄を二カ月続けたところ、陰部のかゆみは完全に消失し、その後の検査でもカンジダがマイナスとなり、完全に治療は終わりました。その後も再発はありません。

コラム④：アトピー性皮膚炎の治療

二年前からアロマセラピーをアトピー性皮膚炎の治療に応用しています。この病気で悩む患者さんには、メンタルな問題を抱えている人が大半を占めており、その多くがステロイドや医師に対する不信感によるもののようです。また、患者さん本人よりも家族のほうが治療に熱心なケースも多く、成人に達した息子さんや娘さんの治療方法を電話で根掘り葉掘り聞き出したあげく、対応が悪いといって文句をいわれることもよくあります。

成人の場合、ぜひ本人の意思でアロマセラピーを受けてほしいと思います。せっかくご両親が連れてこられても、本人に治そうという気がなければまったく徒労に終わってしまうこともあるからです。

「アトピービジネス」といわれるように、アトピー性皮膚炎の治療法にはさまざまなものが存在し、いろいろな効果が報告されています。私は、アロマセラピーがアトピー性皮膚炎に万能だというつもりはありませんが、日々の診療のなかで確かによくなっている患者さんが多いことは事実です。

アトピー性皮膚炎に悩む患者さんは、巻末の医療機関リストを参考に受診し、担当医とじゅうぶん相談のうえ納得してアロマセラピーを行うようにしてください。

第4章

アロマセラピーで
生活習慣病は治せる

解説
吉井友季子

生活習慣病をいやす精油の薬効

●生活習慣の積み重ねが病気を引き起こす

肥満や糖尿病、痛風、高脂血症《こうしけつしょう》（血液中のコレステロールなどが異常にふえた状態）、高血圧、狭心症《きょうしんしょう》（心臓の血管が狭くなる病気）や心筋梗塞《しんきんこうそく》（心臓の血管が詰まる病気）などの心臓病、胃ガンや大腸ガンなどの悪性腫瘍《しゅよう》、歯周病《ししゅうびょう》は、日ごろの生活習慣を改善することで予防できる「生活習慣病」（Life-style related diseases）です。生活習慣病は四十歳を過ぎたあたりからかかりやすくなりますが、次のような点に注意することで予防できると考えられています。

【生活習慣病を予防する九カ条】

一・一日三〇品目を目標に主食・主菜・副菜をバランスよくとる

二・食事と運動のバランスを考え、一日最低一〇〜二〇分は歩く

三・禁煙・節酒を心がける

四・高血圧と胃ガンの予防のため食塩摂取を一日一〇グラム以下とする
五・心臓病予防のため脂肪の摂取を控え、コレステロール値に注意する
六・ガン予防のため毎日生野菜・緑黄色野菜を食事に取り入れる
七・便秘・大腸ガン予防のため食物繊維をたっぷりとる
八・骨《こつ》粗鬆症《そしょうしょう》予防のため牛乳・小魚・海草などカルシウムをじゅうぶんにとる
九・肥満予防のため甘いものなど糖分を控える

とはいえ、現実的には生活習慣病の予防は治療と同じくらい難しいともいえます。

ところで、私は糖尿病や高血圧、肥満などいくつかの生活習慣病の治療に、補助療法としてアロマセラピーを導入しています。アロマセラピーで用いる精油には鎮静作用をもたらすものが多く、食事制限やアルコール制限に伴うイライラ感を鎮める効果が期待できます。

アロマセラピーは患者さんが新しい生活パターンに慣れるまでのケアに大変有効であり、生活習慣病を予防するうえでの一助となります。

精油の有効成分は、皮膚や気道から吸収されてすみやかに血液に混ざり、薬理作用を発揮します。治療にあたっては精油の効果が最大限に発揮されるよう、病気の種類に応じて吸入や芳香浴、マッサージなどを行います。病気がごく初期の段階にある場合は、アロマセラピーを単独で行い、薬で病気をコントロールしきれない人には、治療薬とアロマセラピーを併用するという方法をとっています。

●生活習慣病に効く精油と有効成分

生活習慣病の原因のうち、ストレスは全身に悪影響を及ぼし、あらゆる病気の元凶となるものです。心身に長期にわたってストレスがかかると、臓器の活動を調整している自律神経《じりつしんけい》の働きが乱れ、主に交感神経を興奮させます。交感神経の過度の緊張は頻脈《ひんみゃく》や血圧上昇、ホルモン分泌の乱れ、血糖値の上昇など、さまざまな障害をもたらします。生活習慣病の予防や治療には、食事や運動に注意するとともにストレスを抱え込まない工夫をすることも大切です。

アロマセラピーでは交感神経の興奮を鎮める真正ラベンダーを中心に、交感神経の緊張から収縮した血管を拡張させる精油などを各種組み合わせ、心身のバランスをとりながら病気の改善を目指します。また、感染症やアレルギー性鼻炎には、強力な殺菌作用を持つティートリーが大活躍します。一九〇ジペーに処方で用いる精油を紹介します。

血糖降下作用があるのは、カンフェンやリモネン（モノテルペン炭化水素類）です。膵臓《すいぞう》にインスリンを分泌させるよう指令する下垂体《かすいたい》に働きかけ、インスリンの分泌を促して血糖を低下させる作用があります。また、酢酸《さくさん》リナリル（エステル類）には交感神経の興奮を鎮める効果があるため、ストレスからくる糖尿病や高血圧に有効です。

高血圧に有効なのは、リナロール（モノテルペンアルコール類）やシトロネラール、ゲラニオール（モノテルペンアルコール類）などです。これらには降圧作用が認められています。酢酸ゲラニル、酢酸ベンジル（エステル類）には交感神経の緊張を取り、血管を拡張する作用が期待できます。

血液循環をよくすることは生活習慣病予防にひじょうに重要ですが、オイゲノール（フェノール類）やリモネン（モノテルペン炭化水素類）には血流増加作用があります。

肥満に有効なのは、アトラントン（ケトン類）、カンファー（ケトン類）、ケイヒアルデヒド（アルデヒド類）です。これらには脂肪溶解作用があります。

セドロール（セスキテルペンアルコール類）とα《アルファ》-ピネン（モノテルペン炭化水素類）にはむくみを除去する作用があり、腎臓の機能を高めて尿の出を促します。また、β《ベータ》-ヒマカレン（セスキテルペン炭化水素類）にはリンパの流れを改善する働きがあります。

痛風の痛みなどを解消するには、メチルカビコール（フェノール類）の消炎鎮痛作用を利用します。オイゲノール（フェノール類）も鎮痛作用を持つ成分です。

また、花粉症には鼻粘膜の炎症を抑える1，8-シネオール（オキサイド類）が有効です。そのほかテルピネン4-オール（モノテルペンアルコール類）、α-テルピネオール（モノテルペンアルコール類）には強い抗菌作用があります。感染症全般に鋭い効果を発揮し、免疫賦《ふ》活《かつ》作用が期待できるため、カゼや歯肉炎など、幅広く利用できます。

抗菌・殺菌作用のある成分にはメントール（モノテルペンアルコール類）があります。

生活習慣病に効く精油と主な成分

※鎮静・殺菌・血糖値降下・血圧降下・脂肪溶解・消炎鎮痛作用などがある精油の一覧です。

精　油　名	生活習慣病に有効な主な成分
アトラスシダー(肥満)	アトラントン（ケトン類）、β-ムヒマカレン（セスキテルペン炭化水素類）
イランイラン	リナロール（モノテルペンアルコール類）、酢酸ゲラニル、酢酸ベンジル（エステル類）
クローブ	オイゲノール（フェノール類）
サイプレス	セドロール（セスキテルペンアルコール類）、α-ピネン（モノテルペン炭化水素類）
シナモン	オイゲノール(フェノール類)、ケイヒアルデヒド(アルデヒド類)
ジュニパー	α-ピネン（モノテルペン炭化水素類）
スパイクラベンダー	1,8シネオール（オキサイド類）
セージ	β-ツヨン（ケトン類）
ゼラニウム	ゲラニオール、シトロネロール（モノテルペンアルコール類）
タラゴン	メチルカビコール（エーテル類）
ティートリー	1,8シネオール(オキサイド類)、テルピネン 4-オール、α-テルピネオール(モノテルペンアルコール類)
バジル	メチルカビコール（フェノール類）
プチグレン	酢酸リナリル、酢酸ネリル、酢酸ゲラニル(エステル類)
ペパーミント	メントール（モノテルペンアルコール類）
マジョラム	リナロール（モノテルペンアルコール類）
ユーカリラジアタ	α-テルピネオール（モノテルペンアルコール類）
ヨーロッパアカマツ	α-ピネン、β-ピネン（モノテルペン炭化水素類）、カンフェン（モノテルペン炭化水素類）
ラベンダー（真正）	酢酸リナリル（エステル類）
レモン	リモネン（モノテルペン炭化水素類）
ローズマリーカンファー	カンファー（ケトン類）

症状別・生活習慣病に効くアロマセラピー

●糖尿病に効くアロマセラピー

糖尿病は、予備軍を含めて四十歳以上の実に三人に一人が罹患《りかん》しているといわれています。生活習慣が原因で起こる日本人の国民病といえるでしょう。

糖尿病は血液中のブドウ糖（血糖）の利用を助けるインスリンの分泌量がへったり、働きが悪くなったりする病気です。ごはんやパンなどに含まれる糖類は、ブドウ糖に変えられて血液中に入り、インスリンによって細胞内に送り込まれ、エネルギーとなります。

膵臓《すいぞう》から分泌されるインスリンは、ブドウ糖が細胞膜を通過するのを助ける働きをしています。そのため分泌量が不足したり機能が低下したりすると、ブドウ糖は細胞内に入ることができません。ブドウ糖は血液中に置き去りにされ、慢性的に血糖の濃度が高くなるのです。

健康な人では、空腹時の血糖値は七〇～九〇mg／dℓで、どんなにたくさん食べても次の食事の前までには一一〇mg／dℓ以下になっています。血糖が一六〇～一八〇mg／dℓを超えたあたりで、尿に糖が漏れ出るようになります。

糖尿病には「インスリン依存型糖尿病」と「インスリン非依存型糖尿病」があります。前者は生まれつきインスリンが作れないため、生涯にわたってインスリンの注射を必要とします。糖尿病全体の一割はこのタイプです。一般に糖尿病といえば後者を指し、インスリンは分泌されているものの、分泌量が少なかったり働きが悪いためにブドウ糖を処理できない状態になっています。

糖尿病の原因は、遺伝的な要素に加えて、暴飲暴食、運動不足、肥満、ストレスなど、その人の生活習慣が密接にかかわっています。ことに肥満は糖尿病を引き起こす元凶となるものです。

肥満によって慢性的な高血糖状態が続くと、全身の血管がもろくなり、目の網膜《もうまく》や腎臓の細動脈《さいどうみゃく》がおかされて眼底《がんてい》出血によって失明したり、腎不全《じんふぜん》に陥《おちい》るおそれもあります。また、手足の末端に神経障害が起こり、しびれや知覚異常が生じるようになります。このような事態を招かぬよう、血糖値が高めとわかった段階から生活を見直したいものです。

また、ストレスなどによって自律神経《じりつしんけい》（意志とはかかわりなく血管や内臓の働きを調整する神経）のうちの交感神経が緊張すると、血糖値が上昇します。交感神経が分泌するアドレナリンという神経伝達物質が、膵臓からのインスリンの分泌を抑え、血糖を上昇させるグルカゴンというホルモンの分泌を促すためです。

薬を飲む必要がない軽度の糖尿病の人や、薬だけで血糖値をコントロールできない人にはアロマセラピーがひじょうに適しています。食事制限や運動習慣がなかなか身につかない人でも、アロマセラピーで実際に血糖値が下がってくると、生活を変えようという意欲がわくようになります。ストレスが強く血糖値が上がってしまう人も、アロマセラピーを積極的に活用するといいでしょう。

私のクリニックでは、これまで精油の吸入とマッサージによるアロマセラピー単独指導で三〇例中一八例、血糖降下剤とアロマセラピーとの併用指導で二五例中一七例の血糖値低下が認められています。

糖尿病の処方箋

血糖降下作用があるのは、真正ラベンダーとヨーロッパアカマツです。

真正ラベンダーは、交感神経の興奮を抑えることで血糖の上昇を抑制します。また、神経の高ぶりを鎮める作用があるので、食事制限によるイライラを抑える効果が期待できます。食べたい欲求が爆発しそうになったときは、真正ラベンダーの吸入を行うといいでしょう。

ヨーロッパアカマツが血糖を降下させるしくみはまだよくわかっていませんが、いまのところ次のように推測されています。

視床下部《ししょうかぶ》は、自律神経の働きを調整したり、膵臓にホルモン分泌の指令を出す下垂体《かすいたい》を支配したりしています。ヨーロッパアカマツに含まれるカンフェンやリモネン（モノテルペン炭化水素類）は、視床下部に働きかけて血流量をふやし、その好影響が下垂体から膵臓に及び、インスリンの分泌を促し血糖を下げているのではないかと考えられます。

《レシピ①》

電動ディフューザー（芳香拡散器）に、ヨーロッパアカマツ五滴と真正ラベンダー五滴を入れ、ディフューザーに少し顔を近づけて精油の吸入を行います。一回一〇分、一日三〇分を限度に行います。

電動ディフューザーがない場合はティッシュペーパーに精油を落として吸入してください。

《レシピ②》

ヨーロッパアカマツ五滴、真正ラベンダー三滴を、一〇ミリリットルのホホバオイルで希釈し、腹部をマッサージします。一日三回行います。

●高血圧に効くアロマセラピー

血圧は活動しているときや感情が高ぶっているときには高くなり、休息時には低くなるなど、そのときどきの状態に応じて絶えず変動しています。高血圧とは慢性的に血圧が高い状態をいい、安静状態で最高血圧一四〇㎜Hg以上、最低血圧九〇㎜Hg以下を目安に高血圧と診断されます。

高血圧には、腎臓病や内分泌の異常などが原因の「二次性高血圧症」と、発症原因がよくわからない「本態性高血圧《ほんたいせい》」があり、日本人の高血圧の九割は後者のタイプで占められています。とくにはっきりした原因がなくても遺伝的な素因があり、ここに塩分の過剰摂取やホルモンの変動、自律神経の乱れ、ストレス、運度不足などが影響して血圧が上昇するのです。

高血圧は自覚症状はありませんが、放置しておくと血管の劣化がどんどん進行し、動脈硬化を起こしやすくなります。動脈硬化が起こると血管は柔軟性を失い、切れやすくなったり、詰まりやすくなったりし、その結果脳卒中や心筋梗塞、尿毒症（尿の老廃物が体内に蓄積する病気）などの合併症を引き起こします。これらの病気の予防のためにも血圧を正常に保つことはとても大切なことなのです。

アロマセラピーは血圧を調整する要因の一つである自律神経に働きかけて、血圧を安定させる働きがあります。

昼間の活動時は自律神経のうち、交感神経が優位になって心臓の拍動をふやし、血管を収縮させて血圧を上げ、副交感神経は食事時や安静時に優位となり、脈拍をゆるやかにし血圧を下げて体をリラックスモードに切り替えます。交感神経と副交感神経がバランスよく働いていれば、体の器官は常に安定した状態を保つことができます。

ストレスや過労、感情の起伏が激しくなったときなどは、この自律神経のバランスが乱れ、交感神経が一方的に優位になります。その結果、心臓の働きが過剰になって心拍数がふえて血圧が上昇するのです。

私のクリニックでは軽度の高血圧症や投薬治療に抵抗のある人に対し、アロマセラピーを単独で試みています。芳香浴やマッサージを行った結果、これまで三四例中、二五例が有効、五例は香りを嫌って中断、四例が無効でした。

有効だったケースでは、患者さんのほとんどが二割程度血圧が下がりました。また、血圧が高い人ほど下がりやすいという傾向がみられました。血圧が高めの人は食事の節制や運動を心がけるとともに、セルフケアの一環としてアロマセラピーを活用すると効果的です。

高血圧の処方箋

マジョラムやイランイラン、ゼラニウムには交感神経の興奮を抑える作用があり、血管の収縮を解消し、血管を拡張させることで降圧作用を発揮します。
これらの精油は血圧が低めのときには影響を与えず、あくまで高めの血圧に作用します。むやみに血圧が下がる心配がないので安全に使うことができます。
《レシピ①》・芳香浴
電動ディフューザーにマジョラム三滴、イランイラン三滴、ゼラニウム三滴を入れ、芳香浴を行います。一日三回行います。電動ディフューザーがない場合は、ティッシュペーパーに精油をたらし、精油を拡散させてください。

《レシピ②》・マッサージ

マジョラム三滴、イランイラン二滴、ゼラニウム四滴を一〇ミリリットルのホホバオイルで希釈し、背部や前胸部（鎖骨の下あたり）をマッサージします。一日三回行います。

●痛風に効くアロマセラピー

痛風の特徴は「風が吹いても痛い」といわれる激烈な関節痛です。最初に痛みが現れるのは、足の親指のつけ根に集中しており、尿酸《にょうさん》と呼ばれる物質が原因で生じます。

尿酸はプリン体という物質が分解してできる物質です。プリン体は細胞内の核にあって、遺伝子の核酸であるDNAやRNAを作るのに必要な物質です。私たちの体内では、絶えず古い細胞が新しい細胞に入れ代わるという新陳代謝が行われており、細胞が老化すると古くなったプリン体は尿酸に分解されて腎臓から尿へと排泄《はいせつ》されます。

ところが尿酸の排泄がスムーズにいかなかったり、プリン体を多く含む食品を食べすぎたりすると、尿酸が血液中に過剰にふえる高尿酸血症《こうにょうさんけっしょう》になります。本来は血液に溶ける尿酸も、ふえすぎると結晶化して尿酸塩《にょうさんえん》となり、関節や腎臓にたまります。沈着した尿酸塩は、関節痛をもたらすとともに、尿路《にょうろ》結石《けっせき》、腎障害などさまざまなトラブルを引き起こすのです。

アロマセラピーで尿酸値そのものを下げることはできませんが、痛風発作の関節痛をやわらげることができます。

痛風は飲みすぎ、食べすぎが招く病気でもあります。高尿酸血症（尿酸の正常値：男性三・七〜七・六mg／dℓ、女性二・五〜五・四mg／dℓ）と診断されたら、プリン体を多く含むキャビア、レバー、肉、ウニ、アンコウの肝《きも》、アルコールはただちにやめることです。

痛風の人に積極的にとっていただきたいのは、水分と食物繊維です。水分をたくさんとるとそれだけ尿量もふえるので、尿酸の排泄が促されます。食物繊維は尿酸の排泄を妨げる脂肪の吸収を抑え、尿酸値の上昇を防ぐことができます。

痛風の処方箋

バジルに含まれるメチルカビコールという成分は、鎮痛・消炎作用に優れています。これに浮腫《ふしゅ》（むくみ）を解消するジュニパー、局所の血流を促すレモンを加えたもので、患部を湿布すると痛みはかなりやわらぎます。

どうしてもお酒の誘惑に勝てない人は、鎮静作用のある真正ラベンダーやゼラニウムを用いるといいでしょう。これらの精油には、酢酸リナリルとリナロールが含まれており、イライラを抑えてお酒を飲みたいという気分を抑制することができます。

《レシピ①》関節痛に

バジル四滴、ジュニパー二滴、レモン三滴を、一〇㍉㍑のホホバオイルで希釈し、ガーゼに染み込ませて患部に湿布します。ガーゼは一日五回取り替えます。

《レシピ②》お酒を我慢するイライラに

真正ラベンダー一〜二滴、ゼラニウム一〜二滴をティッシュペーパーに含ませて吸入します。

「お酒が飲みたい！」というイライラ感におそわれたときに試してみてください。

●カゼ・インフルエンザに効くアロマセラピー

カゼのほとんどは複数のウイルスに感染することで発症し、ウイルス以外ではマイコプラズマや真菌等が原因となることもあります。

症状は原因となるウイルスによって異なり、アデノウイルスに感染した場合は咽頭炎を、ライノウイルスなら鼻カゼを起こしやすくなります。ふつうは二〜三日で軽快することが多いのですが、抵抗力のない高齢者や乳幼児はカゼが引き金になって肺炎を起こすおそれもあるため、早めに処置することが大切です。

冬季に流行するインフルエンザは、インフルエンザウイルスの感染によって発症します。感染力が強く、しかも症状が重いので幼児や高齢者にはじゅうぶんな看護が必要です。

三八〜四〇度の高熱、頭痛、嘔吐《おうと》、下痢《げり》、関節痛などの症状が三〜四日続きます。全身状態が悪化して体力を失うので、熱が下がってからも数日間は安静にし、水分や栄養をじゅうぶんとることが大切です。

カゼやインフルエンザの予防や諸症状の緩和に、殺菌作用の強い精油を使ったアロマセラピーが有効です。抗生物質を使わないでカゼを治癒《ちゆ》させることができます。

カゼ・インフルエンザの処方箋

ティートリーには優れた殺菌力を誇るテルピネン4-オール（モノテルペンアルコール類）が四割程度も含まれており、とくにのどの痛みに有効に働きます。ティートリーを綿棒につけて直接塗布することで痛みがかなりやわらぎます。

インフルエンザやカゼが流行するシーズンには、ティートリー五滴、ユーカリラジアタ五滴、レモン三滴を電動式のディフューザーに入れるか、ティッシュペーパーにたらして拡散させましょう。空気を浄化し、ウイルスの繁殖を防ぎます。

《レシピ①》のどの痛みに

ティートリー三滴を綿棒に含ませ、のどに塗ります。一日五回を限度に行います。

《レシピ②》首や肩の痛みに

のどの痛みに加えて首や肩に痛みを伴うときは、次の精油を痛む部位に塗布します。首や肩の重さが解消してきます。

ティートリー三滴、スパイクラベンダー三滴、ユーカリラジアタ四滴を一〇ミリリットル《ミリリツトル》のホホバオイルで希釈し、痛む部分に塗布します。一日二～三回程度行います。

《レシピ③》セキがひどいときに

セキが止まらなくなって夜眠れないときに塗布すると、呼吸がらくになってぐっすり眠れます。

バジル二滴、サイプレス二滴、ユーカリラジアタ五滴、ティートリー二滴を一〇ミリリットルのホホバオイルで希釈し、前胸部（鎖骨の下あたり）にたっぷり塗布します。夜寝る前に行います。

《レシピ④》空気の洗浄に

ティートリー五滴、ユーカリラジアタ五滴、レモン三滴を電動式のディフューザーに入れるか、ティッシュペーパーにたらして部屋に拡散させます。一日二〜三回行います。

●花粉症に効くアロマセラピー

花粉症はアレルギー性疾患（九七ページ参照）の一つです。春にはやる花粉症はスギ花粉がアレルゲンですが、そのほかにもブタクサやヨモギ、イネ科の植物による花粉症もあります。

体内にアレルゲンが入ってくると、鼻や目の粘膜にあるマスト細胞からヒスタミンなどの炎症物質が放出され、粘膜に炎症やかゆみを引き起こします。花粉症の症状はくしゃみ、鼻水、鼻づまり、目のかゆみ、全身倦怠《けんたい》、食欲不振などですが、症状の現れ方には個人差があります。

対症療法《たいしょうりょうほう》（症状に応じた治療法）としてアレルギー剤や抗ヒスタミン剤が用いられますが、症状がいったん治まることはあっても、眠くなったり体がだるくなったりという副作用があるため、できるだけ薬を使いたくないという患者さんが多いようです。

平成十二年のスギ花粉症の時期に、カワバタクリニック・吉井クリニック合同のアロマセラピーによる花粉症治療が朝日新聞ほか各紙で紹介されました。それを読んだ花粉症患者さん二三一人がアロマセラピーを希望して来院しました。

処方したのはティートリーの内服です。体重一〇キロあたり一滴を一日量として、これを一日三回に分けて飲んでもらい、次のような結果が現れました（サンプル数二三一人）。

①例年より症状が軽かった（薬の量がへった）：一二七人
②症状が出なかった：六八人
③苦くて続けられなかった：二四人
④不明：一二人

この結果からも、花粉症の症状の解消や予防にアロマセラピーはとても有用だといえるでしょう。

花粉症の処方箋

ティートリーに含まれる1，8-シネオール（オキサイド類）は、鼻粘膜の炎症を抑える作用があり、内服で花粉症の鼻の症状を改善します。ただし、目の症状への効果は期待できません。

《レシピ》精油の内服

ティートリーは体重一〇キロあたり一滴を一日量とし、これを三回に分けて飲みます。五〇キロの人なら一日五滴を三回に分けて飲むことになります。

内服する場合は必ず紅茶やコーヒーなどに混ぜて行います。飲みやすくするため、ハチミツなどの甘味料を混ぜたりしてもかまいません。

ただし、医師の管理下では原液を飲用することもあります。

●歯肉炎に効くアロマセラピー

歯ぐきの腫《は》れや歯をみがくと出血するなどの自覚症状があったときは、歯肉炎の可能性があります。歯肉炎は、歯をとり囲んでいる歯肉《しにく》（歯ぐき）に炎症が起こるもので、成人の八割にみられるという生活習慣病です。歯肉炎が進行すると、歯肉だけでなく、歯を支えている歯根膜《しこんまく》や歯槽骨《しそうこつ》などの歯周組織にまで炎症が拡大し、歯が抜ける歯周炎《ししゅうえん》（歯槽膿漏《しそうのうろう》）に至るため、放置は禁物です。

歯肉炎を起こす原因は、グラム陽性菌と呼ばれる細菌群です。口の中に住んでいる常在《じょうざい》菌《きん》の一種で、歯の表面や歯と歯肉の間を住処《すみか》としています。常在菌はふだんは悪さをせず、微生物の侵入を防いだり、虫歯の原因菌の異常繁殖を抑えるなど、口腔《こうくう》内の環境を整える働きをしていますが、カゼや過労などによって体の抵抗力が落ちたり、歯みがきがふじゅうぶんで不潔にしていたりすると、歯にこびりついた食べカスを栄養源にして異常繁殖し、プラーク（歯垢《しこう》）を作り出します。プラークにだ液中のカルシウムやリンが付着し石灰化したものが歯石《しせき》です。

プラークはいわば生きた細菌の塊で、つま楊枝の先ほどのプラークには一〇億個もの細菌が生息しています。プラークの内部に住み着いている虫歯や歯周病の原因菌が、粘膜組織を分解する酵素《こうそ》を放出し、歯肉を刺激して炎症を引き起こします。

軽い歯肉炎の段階であれば、念入りな歯みがきでプラークを取り除くことができるので、正しい歯みがきの方法をマスターしてプラークコントロールを心がけましょう。

日常生活では口の中を清潔に保つとともに、じゅうぶんな睡眠をとり、過労を防ぐことが大切です。また、できるだけかたいものや繊維質の多い食品を積極的にとることで歯にプラークがつきにくくなります。旬の野菜や乾物類を意識して食べるようにしましょう。

歯肉炎の処方箋

殺菌作用のあるティートリーとペパーミントを混ぜた水でうがいをすると、簡単に原因菌を除去することができます。この処方で症状に改善がみられないときは、クローブを加えます。クローブに含まれるオイゲノールは、歯肉の痛みを鎮める精油として知られています。

《レシピ》

ティートリー三滴、ペパーミント二滴を一〇《ミリリットル》の水で薄めたものでうがいをします。食後や歯みがき後が効果的です。この処方で症状に改善がみられないときは、クローブを一滴加えます。水と精油は混ざらないので、容器に入れてよく振り、かくはんしてから用います。

一日三回、毎食後に行いましょう。

●肥満に効くアロマセラピー

肥満は、体重に占める脂肪の割合である体脂肪率が高い状態をいいます。正常な体脂肪率は成人男性で一五～二〇%、二五%以上なら肥満、成人女性は二〇～二四%が正常で三〇%以上は肥満と判定されます。

体脂肪には皮下組織に蓄積する皮下脂肪、おなかの内臓の周りに蓄積する内臓脂肪があります。ウエストのサイズをヒップのサイズで割り、その比率が男性で一・〇以上、女性で〇・九以上なら内臓脂肪型肥満が疑われます。

内臓脂肪型肥満では、肥満↓糖尿病↓高脂血症↓動脈硬化↓高血圧↓心疾患というように病気の連鎖を生みやすくなります。そのほかにも痛風、胆石、乳ガン、関節障害、脂肪肝などの合併症が高率で発症するといわれています。

体脂肪を落とすには、まず食事制限と適度な運動が基本です。適正な摂取カロリーを守り、一日一〇分程度のウォーキングをはじめてみましょう。

それと合わせてアロマセラピーによるマッサージを行うと効果的です。脂肪を分解して体脂肪率を下げ、体を引き締める効果のある精油を用います。

アロマセラピーのこれらの効果を調べる実験を行いました（二十四歳〜四十一歳までの女性五名、男性一名）。

その結果、途中脱落した一名を含め、五名のウエストが二週間の使用で一〜二センチ減少しました。ウエストサイズに変化がなかったのは一名でした。

・実験結果

二十四歳女性　体脂肪率二三・五％　体重四六キロ

↓（二週間後）体脂肪率二二・五％　体重四四キロ　ウエスト一センチ減

二十六歳女性　体脂肪率二六・八％　体重五〇キロ

↓（二週間後）体脂肪率二四・五％　体重四九・五キロ　ウエスト二センチ減

三十一歳女性　体脂肪率二八・五％　体重五二・五キロ

↓（二週間後）体脂肪率二五・五％　体重五〇・五キロ　ウエスト一センチ減

三十二歳女性　体脂肪率三〇・二％　体重六〇・五キロ

↓（二週間後）体脂肪率三〇・六％　体重五九・五キロ　ウエスト変化なし

三十四歳女性　体脂肪率二八・五％　体重五六・三キロ
→（二週間後）体脂肪率二八・〇％　体重五六キロ　ウエスト一センチ減
四十一歳男性　体脂肪率三六・五％　体重八九・五キロ
→（二週間後）体脂肪率三四・二％　体重八七キロ　ウエスト二センチ減（途中で中止）

肥満の処方箋

アトラスシダーは脂肪分解作用やリンパの流れを改善して新陳代謝を促す作用があります。サイプレスには脂肪分解作用、利尿作用、ローズマーリカンファーには脂肪分解作用、利尿作用、シナモンには脂肪分解作用、血流増加作用があります。

これらをホホバオイルで希釈し、やせたい部分をマッサージすると脂肪分解効果が期待できます。おふろあがりに毎日行うとサイズダウンできます。

《レシピ》

アトラスシダー三滴、サイプレス三滴、ローズマリーカンファー二滴、シナモン二滴をホホバオイル一〇ミリリットルで希釈し、やせたい部分にすり込むようにマッサージします。一日二〜三回行います。

コラム⑤：アロマセラピーは自費診療で

アロマセラピーなどの代替《だいたい》医療（医師が行い検証する現代医療以外の効果ある治療法）は、日本では保険医療として適応されていないため、診察の際は自費診療となります。料金は各医療機関によって異なります。症状の程度やアロマセラピーが有効かどうかの診断のみの場合は、保険適応されるでしょうから気軽に受診してください。

また、医療機関以外でアロマセラピーを行っている施設も全国に多く存在しますが、医師法や薬事法で診断治療ができるのは医師だけです。医師以外がアロマセラピーで医療行為を行うことは法的にも問題があり、たいへん危険なことなのです。

アロマセラピーは、自分で体調管理をして病気を予防したり、体調不良を改善したり、上手にリラックスしたりするためのものです。本書の目的も、読者の人たちに家庭でのセルフケアに役立ててもらうことなのです。

これからは自分自身で身を守る時代です。アロマセラピーのきちんとした知識を身につけ、健康管理に努めるとともに、病気の治療はあくまでも医療の専門家である医師にまかせていただきたいものです。

日本でもアロマセラピーが保険適応される日がくることを願って、日本アロマセラピー学会を通じて働きかけたいと思います。

おわりに

今日、メディカルアロマセラピーがめざましい進歩を遂げ、医療分野における補助療法として確立されつつありますが、その一端を担ったのは日本アロマセラピー学会の活動であるといっても過言ではないでしょう。

というのは、それまで医師や看護婦が独自に行っていたアロマセラピーの情報が学会のシンポジウムの場に集結し、学術的な考察がなされるようになったからです。

日本アロマセラピー学会に所属する多くの医師たちは、それぞれの専門分野の治療の補助療法としてアロマセラピーを導入しています。また、看護婦や助産婦、保健婦は、それぞれの看護の質を向上させるためにアロマセラピーを実践しています。そして、いまや公的な病院でもアロマセラピーが取り入れられ、定着しはじめているのです。

本文中でも述べましたが、精油は用量や用法に細心の注意を払って用いなければならない、医薬品のようなものです。したがって、その処方にはブレンドオイルを調合する医師の医療実績がひじょうに大きく反映されることになります。

今回、本文で紹介した症状別の処方は、まさに私たち日本アロマセラピー学会の医師たちが日々の研究や臨床をもとに獲得した、もっとも有効かつ安全な最新の処方といえます。

たとえば、女性ホルモン様作用のある精油にはクラリセージやフェンネル、スターアニス、セージなどがありますが、これらを使いつづけていると、月経周期が早くなったり月経量がふえたりといった現象がみられることがあります。また、ホルモン値の測定でエストラジオール（エストロゲンの一種）の上昇が見られることもあるのです。とはいえ、このような効果が見込めるとなると、逆に副作用の心配も避けられなくなります。

そこで、私たち医師がこれらの精油を処方する場合、精油の一日の使用量を〇・五ミリリツトル以下、すなわち一〇滴以下を限度としています。私は一回あたり〇・一ミリリツトル以下、すなわち二滴以下を守って処方しています。安全にアロマセラピーを行うためには、医師の臨床実績から得られた用量・用法を守ることが絶対に必要なのです。

また、唯一内服可能な精油として認めた精油にティートリーがあります。ティートリーはオーストラリアを原産とする、カゼの治療に有効なユーカリなどと同属の植物です。

ティートリーの薬効については多くの医師たちが注目しており、各種のウイルスや細菌に対する効果がさまざまな実験によって実証されています。

ただし、この薬効豊富なティートリーを安全に有効利用しようとする場合にも注意が必要です。

ティートリーは鼻の症状を止める力は強力ですが、涙目や目のかゆみなどの症状にはあまり効果がみられません。また、服用期間ですが、最低でも花粉症がはじまる二週間～一カ月前から飲みはじめなければなかなか効果が期待できません。

そのほか、小児の症例がまだ少ないため、十四歳以下の人は医師の受診のもと血液検査などを行いながら慎重に使用しなければなりません。使い方を誤ると、軽い下痢や便秘などの副作用がみられる場合もあるため、必ず医師と相談のうえ行う必要があります。

このように、本書で示した処方はこれまで蓄積された膨大なデータをもとに作り出された集大成です。必ず本書の用量・用法を守り、投薬などを受けている人は事前に医師に相談のうえ、アロマセラピーをはじめるようにしてください。

最後に、本書を著すに際し、貴重なアドバイスやご協力をいただいた日本アロマセラピー学会の先生方、ライターの斉藤季子さん、拙著『医師がすすめるアロマセラピー』に続く第二弾として本書の出版の機会を与えてくださったマキノ出版の皆さまをはじめ多くの皆さま方に、この場をお借りして感謝の気持ちを述べたいと思います。

今後も、アロマセラピーを含めた代替《だいたい》医療の研究にさらに精進し、新しい症例を積み重ね、よりいっそうの努力を心がける所存です。

川端一永
田水智子
吉井友季子

日本アロマセラピー学会と関連団体について

●日本アロマセラピー学会（☎048-528-2828FAX048-528-2829）

http://member.nifty.ne.jp/aroma-gakkai/

医師や歯科医師、看護婦、助産婦などの医療従事者らで構成され、アロマセラピーの臨床応用を研究する学術団体。認定制度があり、アロマセラピーの一定の知識を身につけ、学会の基本方針を守りながら個人の職種の範囲内でアロマセラピーを臨床応用する場合、認定医などとして承認される。日本アロマセラピー学会の認定医は44名おり（平成12年10月現在）、安心してアロマセラピーの相談ができる態勢となっている（213㌻参照）。

●日本アロマケア学会（☎048-529-0666）

日本アロマセラピー学会の管轄・指導のもと、医療施設に限らず、あらゆる場面でアロマセラピーを用い、介護（ケア）の向上をめざすことを目的として設立された学術団体。

●アロマサイエンスアカデミー・アロマリサーチ&エデュケーション

（0120-011-108）

日本アロマセラピー学会、日本アロマケア学会の協力のもと、アロマスペシャリストを養成する教育機関。スクールや通信教育を全国展開している。

●ナードジャパン（☎048-881-1500）

フランスやベルギーのアロマセラピー自然療法に関する情報を一般向けに提供する団体。アロマアドバイザー養成のためのスクールや通信教育も行っている。『113種のケモタイプ精油事典』を発行している。

●AROMAJP.COM（http://www.aromajp.com）

日本アロマセラピー学会所属の医療従事者が発信しているサイト。アロマセラピーの最新情報が入手できる。精油の通信販売やアロマセラピスト養成のための通信教育も行っている。

アロマセラピーの相談ができる病医院リスト

アロマセラピーを補助療法や代替医療として導入している日本アロマセラピー学会認定医の診断が受けられる医療機関を紹介します。受診可能な症状については○×で表示しています。出産でアロマセラピーを希望する人は、リストの中で産科（妊娠分娩○）と表示している医療機関に相談してください。また、病院全体がアロマセラピーを採用していないケースもありますので、アロマセラピーを実施している診療科と担当医師を確認してから受診するようにしてください。ここに掲載されている医療機関なら安心してアロマセラピーが受けられます。

※電話でのお問い合わせは最小限にとどめ、症状に関するご質問や詳しい医療相談は受診時に行うようにしてください。

【北海道地区】

●やんべ皮膚科クリニック（皮膚科）山家英子

〒060-0061　札幌市中央区南1条西4丁目大手町ビル5階☎011-222-7431

痛み×皮膚○更年期×精神神経系×アロマセラピー全般×

【東北地区】

●国立仙台病院（産婦人科）藤田信弘

〒983-8520　宮城県仙台市宮城野区宮城野2-8-8☎022-293-1111

痛み×皮膚×更年期○精神神経系×アロマセラピー全般×妊娠分娩時○

●永井病院（産科・婦人科）永井堅、永井千穂

〒980-0824　宮城県仙台市青葉区支倉町4-3☎022-222-5582

痛み×皮膚×更年期○精神神経系×アロマセラピー全般×妊娠分娩時○

【関東地区】

●緑風会鈴木医院（内科・アレルギー科・循環器科・呼吸器科）鈴木秀夫

〒289-1223　千葉県山武郡山武町埴谷1233☎0475-89-1002

痛み○皮膚○更年期○精神神経系○アロマセラピー全般○

●みどりクリニック（内科・アレルギー科・循環器科・呼吸器科）浅井隆二

〒266-0013　千葉県千葉市緑区南生実町1565-1☎043-293-5503

痛み○皮膚○更年期○精神神経系○アロマセラピー全般○

●千葉県がんセンター（泌尿器科）鈴木澄恵

〒260-8717　千葉県千葉市中央区仁戸名町666-2☎043-264-5431

痛み（癌性）○皮膚×更年期×精神神経系○アロマセラピー全般×

●熊谷中山産婦人科クリニック（産科・婦人科）中山政美、鮫島浩二
〒360-0022　埼玉県熊谷市大字戸出1047-5☎048-525-2678
痛み×皮膚○更年期○精神神経系×アロマセラピー全般○妊娠分娩○
●木野産婦人科（産科・婦人科）木野秀郷
〒330-0038　埼玉県大宮市宮原町1-331-1☎電話048-651-2916
痛み×皮膚×更年期×精神神経系×アロマセラピー全般×妊娠分娩○
●宏昌クリニックシティア館（内科・心療内科・皮膚科・外科）室塚文子
〒141-0031　東京都品川区西五反田1-2-9東信光洋ビル７階☎03-5759-3070
痛み○皮膚○更年期×精神神経系○アロマセラピー全般○
●朱クリニック（外科・内科・リハビリテーション科）朱永真
〒125-0061　東京都葛飾区亀有5-26-1KTハウス１階☎03-5613-2588
痛み○皮膚○更年期○精神神経系×アロマセラピー全般○
●小川クリニック（産科・婦人科・内科）小川隆吉
〒171-0052　東京都豊島区南長崎6-7-11☎03-3951-0356
痛み×皮膚×更年期○精神神経系×アロマセラピー全般○妊娠分娩○
●永峯医院（皮膚科、麻酔科、心療内科）永峯由紀子
〒152-0022　東京都目黒区柿の木坂1-30-6☎03-3724-1199
痛み○皮膚○更年期○精神神経系○アロマセラピー全般○
●八千代歯科クリニック（歯科）千葉栄一
〒123-0851　東京都足立区梅田2-18-4☎03-3840-8211
痛み○皮膚×更年期×精神神経系×アロマセラピー全般×
●森の里病院（整形外科）山田朱織
〒243-0122　神奈川県厚木市森の里3-1-1☎046-247-2121
痛み○皮膚×更年期×精神神経系○アロマセラピー全般×
●海老名総合病院総合病院（産科・婦人科）磯崎太一
〒243-0433　神奈川県海老名市河原口1320☎046-233-1311
痛み×皮膚×更年期○精神神経系○アロマセラピー全般×妊娠分娩○
【中部地区】
●ロゼレディースクリニック（婦人科・内科）遠藤守
〒416-0953　静岡県富士市蓼原町1630☎0545-60-5747
痛み×皮膚×更年期○精神神経系×アロマセラピー全般○
●山下内科医院（内科・小児科）山下えり子
〒425-0022　静岡県焼津市本町2-16-4☎054-628-2733

痛み○皮膚×更年期○精神神経系○アロマセラピー全般○
●小林内科クリニック（内科・胃腸科・リハビリテーション科・小児科）小林秀夫
〒465-0005　名古屋市名東区香流3-1015☎電話052-760-8008
痛み○皮膚○更年期○精神神経系○アロマセラピー全般○
●窓クリニック（神経科・心療内科）松井江美子
〒468-0015　名古屋市天白区原1-203エスタシオン21-5階☎052-800-3711
痛み×皮膚×更年期×精神神経系○アロマセラピー全般○
●まのレディースクリニック（産科・婦人科・小児科）真野寿雄
〒455-0884　名古屋市港区七反野1-806-1☎052-302-8885
痛み×皮膚×更年期○精神神経系×アロマセラピー全般○妊娠分娩○
●岐北総合病院（外科・皮膚科・耳鼻科・自然療法科）樫木良友
〒501-2105　岐阜県山県郡高富町高富1187-3☎0581-22-1811
痛み○皮膚○更年期×精神神経系×アロマセラピー全般×
●ヤナセクリニック（産科・婦人科）柳瀬幸子
〒514-0016　三重県津市乙部5-3　フェニックスメディカルセンタービル内☎059-227-5585
痛み○皮膚×更年期○精神神経系○アロマセラピー全般○妊娠分娩○
●梅川クリニック（婦人科・神経科・内科）梅川宏司
〒518-0628　三重県名張市桔梗が丘八番町５街区２番地☎0595-65-1150
痛み×皮膚×更年期○精神神経系○アロマセラピー全般×

【北陸地区】

●八尾総合病院（内科）伊藤高明
〒939-2376　富山県婦負郡八尾町福島7-42☎076-454-5000
痛み○皮膚○更年期×精神神経系×アロマセラピー全般○
●セキひふ科クリニック（皮膚科・アレルギー科）関太輔
〒930-0138　富山県富山市呉羽町7331☎076-434-8430
痛み○皮膚○更年期×精神神経系×アロマセラピー全般○
●うきた病院（産婦人科・内科・形成外科・小児科）浮田俊彦
〒921-8013　石川県金沢市新神田4-7-25☎076-291-2277
痛み○皮膚○更年期○精神神経系○アロマセラピー全般○妊娠分娩○
●坂井医院（内科・小児科）坂井寿範
〒910-4104　福井県坂井郡芦原町温泉5-1804☎0776-77-3060
痛み○皮膚○更年期○精神神経系○アロマセラピー全般○

【関西地区】

●（財）ルイ・パスツール医学研究センター附属診療所（内科・東洋医学外来）今西二郎
〒606-8225　京都市左京区中門前町103-5☎075-791-8202
痛み×皮膚×更年期×精神神経系×アロマセラピー全般○

●奥野クリニック（産科・婦人科・小児科・内科）奥野亜妃子
〒522-0001　大阪市港区波除3-5-13☎06-6583-2281
痛み×皮膚○更年期○精神神経系×アロマセラピー全般○妊娠分娩○

●カワバタクリニック（麻酔科・皮膚科・心療内科）川端一永、田水智子
〒564-0051　大阪府吹田市豊津町1-21江坂中央ビル５階☎06-6369-3715
痛み○皮膚○更年期×精神神経系○アロマセラピー全般○

●吉井クリニック（内科・外科・婦人科）吉井友季子
〒564-0051　大阪府吹田市豊津町1-21江坂中央ビル５階☎06-6369-3751
痛み×皮膚×更年期○精神神経系○アロマセラピー全般○

●池田回生病院皮膚科　田水智子
〒563-0053　大阪府池田市建石町8-47☎0727-51-8001
痛み×皮膚○更年期×精神神経系×アロマセラピー全般×

●梅沢医院（内科・産婦人科・心療内科）高津尚子
〒590-0955　大阪府堺市宿院町東2-2-11☎0722-33-3177
痛み×皮膚×更年期×精神神経系×アロマセラピー全般○

●春日井皮膚科（皮膚科）春日井和子
〒658-0072　兵庫県神戸市東1-3-19プロヴィデンス岡本２階☎078-452-5412
痛み×皮膚○更年期×精神神経系×アロマセラピー全般○

●長谷川整形外科（整形外科・リウマチ科・リハビリテーション科）長谷川良一
〒655-0046　兵庫県神戸市垂水区舞子台6-10-13☎078-785-7877
痛み○皮膚○更年期○精神神経系○アロマセラピー全般○

●いなもち医院（整形外科）稲用博史
〒671-2542　兵庫県宍粟郡山崎町船元79-1☎0790-62-8808
痛み○皮膚×更年期×精神神経系×アロマセラピー全般×

【中国地区】

●日本ホリスティッククリニック佐々木医院　錦織恭子
〒690-0825　島根県松江市学園1-7-30☎0852-31-1301
痛み○皮膚○更年期○精神神経系○アロマセラピー全般○

●宇野医院本院（内科・小児科）宇野愼一
〒745-0805　山口県徳山市大字櫛ケ浜501☎0834-25-0075
痛み○皮膚○更年期○精神神経系○アロマセラピー全般○

【四国地区】

●中井皮膚科医院（皮膚科）中井悠薺
〒790-0012　愛媛県松山市湊町5-2-2　伊予鉄西ビル内☎089-948-3386
痛み×皮膚○更年期×精神神経系×アロマセラピー全般×

【九州地区】

●エンゼル病院（産科・婦人科）下川浩
〒807-0824　福岡県北九州市八幡西区光明2-12-32☎093-601-3511
痛み×皮膚×更年期○精神神経系×アロマセラピー全般×妊娠分娩○

●おのむら医院（内科・小児科・リハビリ科・放射線科）小野村健太郎
〒807-0111　福岡県遠賀郡芦屋町白浜町2-10☎093-222-1234
痛み○皮膚○更年期○精神神経系○アロマセラピー全般○

●ハートフル心療内科（心療内科・神経科・精神科）大内清
〒862-0920　熊本県熊本市月出7-1-15西村ビル２階☎096-385-0585
痛み×皮膚○更年期×精神神経系○アロマセラピー全般○

●安藤医院（アレルギー科・呼吸器科・循環器科・消化器科・小児科・内科・外科）平井一弘
〒874-0839　大分県別府市南立石１区２組☎0977-23-5325
痛み○皮膚○更年期×精神神経系×アロマセラピー全般○

●宮原レディースクリニック（産科・婦人科）宮原英二
〒877-0071　大分県日田市玉川町258-1☎0973-24-3584
痛み×皮膚×更年期○精神神経系×アロマセラピー全般○妊娠分娩○

●みさとデンタルクリニック（歯科一般・小児歯科）大西敏雄
〒904-2143　沖縄県沖縄市知花2-3-1☎098-934-3819
痛み○皮膚×更年期×精神神経系×アロマセラピー全般○

精油・アロマセラピー製品の入手問い合わせ先

本書で紹介した精油の入手法やアロマセラピー製品のお問い合わせは、以下の連絡先へお願いします。いずれも通信販売が可能です。

●ハイパープランツ㈱（☎03-5419-9388FAX03-5419-9383）

フランス・サノフロール社の精油およびメドウズ社のキャリアオイル等の輸入販売元。4㌻掲載のアロマセラピー関連グッズも取り扱っている。

■取り扱い代理店

プランタン銀座リビング館1F☎03-3567-7837

ナチュラルハウス青山店☎03-3498-2277

阪神百貨店7F☎06-6345-1201

ハーバルショップテンドルマン☎042-545-0743

●㈱健草医学舎（📼0120-558-446FAX03-3558-1966）

フランス・プラナロム社の精油およびキャリアオイル等の輸入販売元。

■取り扱い代理店

スピロ三愛西銀座店☎03-3566-4137

香里乃港小田急新宿店（小田急百貨店8F）☎03-5323-4080

健然ファーム☎025-227-4361

グリーンスリーブス☎06-6767-1737

アロマスタジオ☎06-6261-2103

※サノフロール、プラナロムどちらも入手できるショップは、ラピスドゥー（☎06-6774-3323）、アロマトリートメントルーム（☎06-6387-0124）があります。

※セラピューティックグレード社の精油はアロマリサーチ&エデュケーション（📼0120-011-108）、壮快薬品（☎03-3252-0331）で入手できます。

その他の材料の入手問い合わせ先

アロマ軟膏の基剤となる医療用ワセリン・サンホワイトP－1（4㌻参照）のお問い合わせは、日興リカ㈱（📼0120-25-3410）までお願いします。

医療用のビーソフテンローションは、メディナースHPローション（㈱ライオン）の名称で市販されています。全国の薬局で入手できます。

参考文献

『113種ケモタイプ精油事典』（ナードジャパン）
『医療従事者のためのアロマセラピーハンドブック』（メディカ出版）
『痛みとはなにか』柳田尚著（講談社）
『痛みを治す』花岡一雄著（出版芸術社）
『痛みとのたたかい』尾山力著（岩波新書）
『皮膚の医学』田上八郎著（中央公論新社）
『皮膚からわかる病気』西山茂夫著（講談社）
『モダン・アレルギー』荒井千暁（集英社）
『からだを守る免疫の話』竹内敬二著（朝日新聞社）
『更年期』野末悦子著（主婦の友社）
『骨粗鬆症は防げる治せる』美馬宏夫充著（マキノ出版）
『星状神経節ブロック療法』若杉文吉著（マキノ出版）
『医師がすすめるアロマセラピー』川端一永著（マキノ出版）

著者紹介

川端一永（かわばた・かずなが）

カワバタクリニック院長。医学博士。

1959年大阪市生まれ。大阪大学大学院医学研究科博士課程修了。同大学医学部麻酔学教室を経て94年、大阪府吹田市にペインクリニック・カワバタクリニックを開業。95年より痛みの補助療法としてアロマセラピーを取り入れ、97年、有志とともに日本アロマセラピー学会を設立。メディカルアロマセラピーの普及に努める。著書に『医師がすすめるアロマセラピー』（マキノ出版）、『医療従事者のためのアロマセラピーハンドブック』（メディカ出版）などがある。日本アロマセラピー学会評議員長。

田水智子（たみず・さとこ）

池田回生病院皮膚科医師。カワバタクリニック非常勤医師。

兵庫県生まれ。兵庫医科大学医学部卒業。大阪市立大学医学部皮膚科学教室入局後、池田回生病院に出向。現在同皮膚科勤務。接触皮膚炎やアトピー性皮膚炎などアレルギーの治療にとくに力を入れており、1998年よりアロマセラピーを治療に導入。以後大きな成果をあげている。日本アロマセラピー学会認定医、日本アロマセラピー学会関西地方会運営委員。『医療従事者のためのアロマセラピーハンドブック』共同執筆者。

吉井友季子（よしい・ゆきこ）

吉井クリニック院長。

大阪市生まれ。大阪市立大学医学部卒業。大阪市立大学医学部第一外科を経て育和会記念病院内科副部長、老人保健施設施設長を務め、1999年に大阪府吹田市に吉井クリニックを開業。アロマセラピーをはじめプラセンタ療法、ホルモン補充療法など注目の治療法を積極的に取り入れ、効果をあげている。

日本超音波学会認定専門医、日本外科学会認定医、日本消化器病学会認定医、日本内視鏡学会認定医、日本乳ガン学会認定医、日本医師会認定産業医、介護支援専門員、日本更年期医学会会員、日本アロマセラピー学会認定医、日本アロマセラピー学会関西地方会運営委員。『医療従事者のためのアロマセラピーハンドブック』共同執筆者。

装幀＝重原　隆
表紙写真＝松田敏美
本文イラスト＝高沢幸子

■ビタミン文庫
アロマセラピーで痛みとかゆみは治せる　平成12年10月12日／第1刷発行

著　者　川　端　一　永
発行者　秋　山　太　郎
発行所　株式会社　マ　キ　ノ　出　版
〒113-8560　東京都文京区湯島2－31－8
☎03-3815-2981　振替00180-2-66439

印刷所　製本所　大日本印刷株式会社

ISBN4－8376－1135－4　C0377